Diabetes mellitus

D1694156

Fortschritte der Psychotherapie
Band 36
Diabetes mellitus
von Prof. Dr. Gabriele Fehm-Wolfsdorf

Herausgeber der Reihe:
Prof. Dr. Dietmar Schulte, Prof. Dr. Kurt Hahlweg,
Prof. Dr. Jürgen Margraf, Prof. Dr. Dieter Vaitl
Begründer der Reihe:
Dietmar Schulte, Klaus Grawe, Kurt Hahlweg, Dieter Vaitl

Diabetes mellitus

von Gabriele Fehm-Wolfsdorf

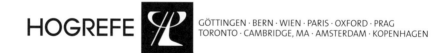
HOGREFE · GÖTTINGEN · BERN · WIEN · PARIS · OXFORD · PRAG
TORONTO · CAMBRIDGE, MA · AMSTERDAM · KOPENHAGEN

Prof. Dr. Gabriele Fehm-Wolfsdorf, nach Pädagogikstudium und Lehrertätigkeit 1974–1979 Studium der Psychologie in Tübingen. 1985 Promotion. Anschließend wissenschaftliche und Lehrtätigkeit an der Universität Ulm und ab 1990 in Kiel. 1992 Habilitation. Neben der universitären Arbeit Tätigkeit als Verhaltenstherapeutin in eigener Praxis, als Supervisorin und in der Fort- und Weiterbildung. 1997 Ernennung zur apl. Professorin Universität Kiel, 2000 Umhabilitation nach Lübeck.

Wichtiger Hinweis: Der Verlag hat für die Wiedergabe aller in diesem Buch enthaltenen Informationen (Programme, Verfahren, Mengen, Dosierungen, Applikationen etc.) mit Autoren bzw. Herausgebern große Mühe darauf verwandt, diese Angaben genau entsprechend dem Wissensstand bei Fertigstellung des Werkes abzudrucken. Trotz sorgfältiger Manuskriptherstellung und Korrektur des Satzes können Fehler nicht ganz ausgeschlossen werden. Autoren bzw. Herausgeber und Verlag übernehmen infolgedessen keine Verantwortung und keine daraus folgende oder sonstige Haftung, die auf irgendeine Art aus der Benutzung der in dem Werk enthaltenen Informationen oder Teilen davon entsteht. Geschützte Warennamen (Warenzeichen) werden nicht besonders kenntlich gemacht. Aus dem Fehlen eines solchen Hinweises kann also nicht geschlossen werden, dass es sich um einen freien Warennamen handele.

Bibliografische Information der Deutschen Nationalbibliothek

Die Deutsche Nationalbibliothek verzeichnet diese Publikation in der Deutschen Nationalbibliografie; detaillierte bibliografische Daten sind im Internet über http://dnb.d-nb.de abrufbar.

© 2009 Hogrefe Verlag GmbH & Co. KG
Göttingen · Bern · Wien · Paris · Oxford · Prag
Toronto · Cambridge, MA · Amsterdam · Kopenhagen

http://www.hogrefe.de
Aktuelle Informationen · Weitere Titel zum Thema · Ergänzende Materialien

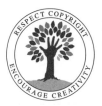
Das Werk einschließlich aller seiner Teile ist urheberrechtlich geschützt. Jede Verwertung außerhalb der engen Grenzen des Urheberrechtsgesetzes ist ohne Zustimmung des Verlags unzulässig und strafbar. Das gilt insbesondere für Vervielfältigungen, Übersetzungen, Mikroverfilmungen und die Einspeicherung und Verarbeitung in elektronischen Systemen.

Satz: Grafik-Design Fischer, Weimar
Druck: AZ Druck und Datentechnik, Kempten
Printed in Germany
Auf säurefreiem Papier gedruckt

ISBN: 978-3-8017-1260-0

Inhaltsverzeichnis

Einleitung

Fallbeispiel: Leben mit Diabetes

Frau Kolbe hat in ihrem Leben ungefähr 58.400-mal (viermal täglich, 365 Tage pro Jahr, 40 Jahre) eine feine Spritze in die Hand genommen und sich in das Unterhautfettgewebe rund um den Nabel die nötige Dosis Insulin gespritzt, manchmal auch in den Oberschenkel oder in den Arm. Denn Spritzstellen soll man wechseln wegen der Entstehung von Verdickungen und Vernarbungen des Gewebes! Zuvor hat sie möglichst gut ausgerechnet, wie viel Insulin sie aufziehen muss. Das Ausrechnen hat sie natürlich nicht 58.400-mal gemacht, denn als sie im Alter von vier Jahren an Diabetes erkrankte, mussten das ihre Eltern übernehmen, wie zunächst auch das Spritzen. Noch eher als das Spritzen und Rechnen konnte sie das Zuckermessen im Urin oder Blut selbst übernehmen, darauf war sie als Schulanfängerin sehr stolz. Von der Zeit, als sie im Trubel der Pubertät den Diabetes zum Teufel wünschte, ihn völlig ignorierte und erst nach und nach einen neuen Umgang mit ihrer Krankheit lernen musste, erzählt die heute 44-jährige Krankengymnastin eher widerwillig. Besonders sorgfältig hingegen ging sie mit dem Diabetes während ihrer beiden Schwangerschaften um und machte in diesem Zeitraum die erste Erfahrung einer gelungenen psychologischen Unterstützung wegen stark schwankender Blutglukosewerte.

Diabetes mellitus, als eine häufige chronische Erkrankung, reicht in alle Lebensbereiche der betreffenden Personen hinein. Sowohl günstige als auch ungünstige psychologische Einflüsse kommen daher bei der Behandlung und dem Verlauf des Diabetes mellitus zum Tragen. Der medizinische Fortschritt, der die Diagnose und Behandlung des Diabetes mellitus in den letzten Jahrzehnten außerordentlich verbessert hat, trug dazu bei, dass die an Diabetes erkrankten Menschen nun selbst den größten Teil der Behandlung in die Hand nehmen können.

Psychologische Einflüsse bei chronischer Erkrankung

Menschen, die die Behandlung ihres Diabetes verantwortungsbewusst und zielorientiert in die Hand nehmen, lehnen es oft ab, als „Kranke" betrachtet zu werden. In der Tat kann ein an Diabetes erkrankter Mensch durchaus ein normales Leben führen, seinem Beruf nachgehen, Kinder bekommen, Auto fahren, Reisen unternehmen, Sport treiben. Daher bezeichnen sich viele Menschen mit der Diagnose „Diabetes" lieber als „bedingt gesund",

Selbstbehandlung ermöglicht normales Leben

denn als „krank". Um deutlich zu machen, dass sich dann auch nicht ihr ganzes Leben um den Diabetes dreht, und sie sich als Mensch nicht über den Diabetes definieren lassen möchten, verwahren sie sich auch oft gegen die Bezeichnung „Diabetiker".

Ich behaupte, dass es kaum einen Bereich in der Klinischen Psychologie und in der Verhaltensmedizin in Deutschland gibt, in dem das Missverhältnis zwischen dem Bedarf an psychologischer Tätigkeit und der Zahl der dort tätigen Psychologen so krass ausfällt wie im Bereich der psychologischen Angebote für Menschen mit Diabetes. Warum haben Psychologen so wenig Interesse an Diabetes?

Ein Teil der Erklärung dafür liegt darin, dass große Informationsdefizite durch zu wenig Kontakt zwischen den beteiligten Berufsgruppen bestehen. Eher noch spricht ein Diabetologe im Rahmen seiner Weiterbildung, auf Kongressen oder Seminaren mit einem Psychologen als dass ein Psychologe (sofern er nicht selbst Diabetes hat) mit einem Diabetologen zu tun hat. In der Psychologen-Ausbildung an den Universitäten kommt „Diabetes" fast nicht vor: Vorlesungen oder Seminare zum Thema gibt es selten; Forschungsprojekte gemeinsam mit Diabetesspezialisten sind die Ausnahme. Bei den Weiterbildungsangeboten zum Psychotherapeuten fragen die Kandidaten: „Was interessiert mich Diabetes? Ich kann mich doch nicht mit allem beschäftigen." Diese Haltung ist nur verständlich, solange man ahnungslos darüber ist, wie händeringend die Diabetesbehandler die Expertise von Verhaltens- und Sozialwissenschaftlern suchen.

Unterstützung nötig Menschen mit Diabetes sind gezwungen, sich jeden Tag ihres Lebens mit der Krankheit zu beschäftigen: Urlaub vom Diabetes gibt es (fast) nicht. Sie bei der Bewältigung der dabei phasenweise naturgemäß entstehenden Schwierigkeiten zu unterstützen durch Schulung, Beratung und Therapie ist eine Aufgabe, die Psychologen immer wieder in ihrer beruflichen Kompetenz, ihrer Kreativität für ungewöhnliche Problemlösungen und in ihrer (Mit-)Leidensfähigkeit herausfordert.

Den wichtigsten Teil meines Wissens und Verständnisses von Diabetes verdanke ich den zahlreichen Patienten, die ich in den letzten Jahrzehnten als Psychotherapeutin betreut habe. Viele von ihnen tauchen virtuell in diesem Buch auf. Ich hoffe, dass mein Buch dazu beitragen kann, mehr Psychologen für die Arbeit mit Menschen mit Diabetes zu gewinnen. Menschen mit Diabetes können von der Arbeit mit Psychologen sehr profitieren!

Lübeck, August 2008   *Gabriele Fehm-Wolfsdorf*

1 Beschreibung des Störungsbildes

1.1 Der Stoffwechsel (Metabolismus)

Die Versorgung des menschlichen und tierischen Organismus mit Glukose ist lebenswichtig, Zucker ist der Haupt-Energielieferant neben Fett und Eiweiß. Mangelt es an Glukose, können die Zellen ihre Funktion nicht richtig aufrechterhalten – insbesondere die Nervenzellen. Die Arbeit des Gehirns hängt im Wesentlichen von der Versorgung mit Glukose und Sauerstoff ab.

Glukose ist lebenswichtig zur Arbeit des Gehirns

Glukose wird mit der Nahrung aufgenommen. Sie ist in vielen Lebensmitteln und Getränken vorhanden in Form von Stärke (Kohlehydraten), Trauben- oder Fruchtzucker (Glukose – Fruktose). In der Bauchspeicheldrüse (Pankreas) werden die Kohlenhydrate und komplexen Zucker zu Glukose abgebaut und in dieser Form durch die Darmwand ins Blut aufgenommen. Das Blut transportiert die Glukose dann zu allen Körperzellen. Damit die Glukose ins Zellinnere aufgenommen werden kann, muss genügend Insulin vorhanden sein, das die Glukose nach einem Schlüssel-Schloss-Prinzip in die Zelle befördert. Das Peptidhormon Insulin wird von den Beta-Zellen in den Langerhans'schen Inseln der Bauchspeicheldrüse gebildet und wird im gesunden Organismus bei einem Glukoseanstieg nach Nahrungsaufnahme umgehend in die Blutbahn ausgeschüttet. Durch diese Rückkoppelung wird der Glukosespiegel im Blut gesunder Menschen in einem Bereich von 80 bis 100 mg/dl gehalten.

Transport im Blut

Rückkoppelung durch Insulin

1.2 Definition des Diabetes mellitus

Eine Erkrankung, bei der die Ausscheidung von enormen Mengen an Urin auffiel, wurde schon von den alten Ägyptern, Chinesen und Indern beschrieben. Die Benennung „Diabetes" (Durchfluss) verdankt sie einem griechischen Arzt um 200 v. Chr., andere Bezeichnungen der Antike waren „Durst-Krankheit" und „Urin-Durchfall" (Engelhardt, 1989). Erst im 18. Jahrhundert konnten Diabetes mellitus und Diabetes insipidus voneinander unterschieden werden. Paracelsus betrachtete als erster den Diabetes weder als Erkrankung der Nieren noch des Magens, sondern als systemische Erkrankung, und brachte biochemische Ansätze ins Spiel. In seiner Tradition entdeckten dann Forscher die Identität von Traubenzucker und dessen Rückständen bei der Verdunstung diabetischen Urins. Diabetes mellitus (honigsüßer Durchfluss) bekam dadurch seinen Namen. Diabetes insipidus ist eine sehr seltene Erkrankung der Niere, auf die hier nicht weiter eingegangen werden soll.

Leitbefund
Hyperglykämie
Bei Diabetes mellitus ist der Leitbefund die *Hyperglykämie* (hoher Blutzucker, der sich ab ca. 180 mg/dl Glukosegehalt auch als Urinzucker niederschlägt). Die Hyperglykämie ist bedingt durch eine gestörte Sekretion von Insulin oder eine verminderte Wirkung dieses Hormons, oder durch beides. Die Diagnose Diabetes mellitus wird gestellt, wenn Diabetessymptome vorhanden sind und eine Hyperglykämie durch einen der folgenden Messwerte wiederholt belegt ist:

Diagnose Diabetes über Symptome und Messwerte

Symptome:
– übersteigerter Durst und Trinkverhalten (Polydipsie)
– übersteigertes Wasserlassen (Polyurie)
– unerklärter Gewichtsverlust

Messwerte:
– Plasmaglukosewert > 200 mg/dl (entspricht 11,2 mmol/l) zu beliebiger Tageszeit oder nach 2 Stunden im sog. Oralen Glukose-Toleranztest (OGTT)
– Nüchternplasmaglukose > 126 mg/dl (7,0 mmol/l)

Die Glukosewerte zur Diagnose des Diabetes müssen mit einer qualitätskontrollierten Labormethode erhoben werden (Kerner et al., 2001). Zwei unterschiedliche Maßeinheiten sind in Gebrauch: mmol/l und mg/dl. Die Bestrebungen, die Angaben sämtlicher Laborwerte international auf mol-Einheiten zu standardisieren, haben sich in (West-)Deutschland für die Glukosemessungen nicht durchsetzen lassen. Westdeutsche Diabetiker berechnen weiterhin die Glukose in mg/dl, während in der früheren DDR, also jetzt in den neuen Bundesländern, sowie auch in der Schweiz die Angaben in mmol/l erfolgen. 100 mg/dl Glukose entsprechen 5,6 mmol/l; 10,0 mmol/l entsprechen 180 mg/dl. Da genügend Umrechnungstabellen vorliegen, beschränke ich mich im weiteren Text auf die Glukosewerte in mg/dl.

Für die Interpretation der Werte muss man wissen, wie die Blutprobe gewonnen wurde und in welchem Blutkompartiment die Messung erfolgte (kapilläres oder venöses Vollblut, kapilläres oder venöses Plasma). Die oben angegebenen Diagnosekriterien beziehen sich auf die Glukosekonzentration im venösen Plasma, d. h., dass typischerweise aus einer Vene in der Armbeuge Blut entnommen und dann das Blutplasma ohne Serum analysiert wird. Die Angaben zu Glukosewerten im weiteren Text beziehen sich – wenn nicht anders angegeben – auf Werte aus venösem Plasma.

4

Tabelle 1:
Bewertung der Glukosekonzentration im venösen Plasma in mg/dl

Bezeichnung	Nüchternwert	2 Std. nach Glukose-Trunk
Normale Glukose-Toleranz	< 100	< 140
Abnorme Nüchtern-Glukose	100–125	–
Gestörte Glukose-Toleranz	< 126 und	140–199
Diabetes mellitus	> 126 und/oder	> 200

Der Diabetes mellitus wird also über den Nachweis einer chronischen Hyperglykämie diagnostiziert. Die Diabeteskriterien sind im Kontext der oben aufgeführten normalen und abweichenden Glukosekonzentration zu sehen. Die Normabweichung kann in einem erhöhten Nüchternwert bestehen oder in einer verstärkten/verlängerten Reaktion auf vom Körper aufgenommene Glukose (z. B. zwei Stunden nach einem zur Diagnostik standardisierten Glukosetrunk). Die Verwendung dieser beiden Kriterien identifiziert nicht dieselben Risikogruppen. Es gibt noch Uneinigkeit darüber, welches Kriterium sinnvoller zur Früherkennung von Diabetes ist. Ebenso charakterisieren die Empfehlungen der American Diabetes Association von 1997 und die WHO-Kriterien von 1985 weitgehend unterschiedliche Populationen als pathologisch.

Erhöhte Nüchtern-Glukosewerte werden in Verbindung mit weiteren subklinischen Veränderungen (leichte bis mäßige Erhöhung von Körpergewicht, Blutdruck und Blutfetten) unter dem Begriff „metabolisches Syndrom" als Vorstufe zum Typ-2-Diabetes gewertet. Amerikanische Diabetologen bezeichnen das metabolische Syndrom als „Prädiabetes".

Metabolisches Syndrom als Prädiabetes

1.3 Klassifikation des Diabetes mellitus nach seiner Ätiologie

Die aktuelle Diabetesklassifikation wurde 1997 von der American Diabetes Association eingeführt und von der Deutschen Diabetes-Gesellschaft (DDG, Kerner et al., 2001) übernommen. Sie basiert darauf, dass in der zweiten Hälfte des vergangenen Jahrhunderts die Mechanismen, die zur Entstehung der massiven Entgleisung des Stoffwechsels bei Diabetes führen, bis hin zu molekularen Vorgängen aufgeklärt werden konnten. Es gibt zwei Formen des Diabetes mellitus, deren pathophysiologische Mechanismen sich unterscheiden. Im Gegensatz zu früheren Klassifikationen beruht die heu-

Ätiologie unterscheidet die Diabetesformen

5

tige Klassifikation des Diabetes mellitus in Typ-1 und Typ-2 auf ätiologischen Gesichtspunkten und verweist damit auf die wissenschaftlichen Erkenntnisse über die Entstehung (Ätiologie) der beiden Diabetesformen.

Andere Klassifikationen veraltet Als veraltet und unangemessen müssen Begrifflichkeiten wie „juveniler Diabetes" versus „Altersdiabetes" bzw. „insulinpflichtiger" versus „nicht insulinpflichtiger" (im englischen Sprachraum „insulin dependent diabetes mellitus" = IDDM versus NIDDM) abgelehnt werden. Weder der Zeitpunkt des Auftretens der Erkrankung noch die Notwendigkeit einer Behandlung mit Insulin lassen sich heute als hinreichendes Kriterium für eine klare Klassifikation aufrechterhalten. Die beiden Diabetesformen werden im Folgenden genauer charakterisiert.

Zusammenfassung

Bei Diabetes mellitus wird aufgrund ätiologischer Gesichtspunkte die Unterscheidung zwischen Typ-1 und Typ-2 getroffen. Ältere Klassifikationen sollten nicht mehr verwendet werden.

1.3.1 Typ-1-Diabetes mellitus

Fallbeispiel

Markus hatte schon wieder den ganzen Nachmittag in seinem Zimmer herumgesessen und gelegen und hatte seinen Fußballkumpels eine Absage erteilt. Frau Hansen begann sich allmählich Sorgen um ihren jüngeren Sohn zu machen, denn so ständig müde, schlapp und unkonzentriert kannte sie ihn gar nicht. Und dünner war er auch noch geworden! „Eigentlich kein Wunder, dass er so müde ist", dachte sie, „wenn er jede Nacht mehrmals aufs Klo wackelt. Aber er trinkt ja auch solche Mengen! Von den Windpocken müsste er sich doch inzwischen vollständig erholt haben. Ich werde sicherheitshalber morgen gleich bei Dr. Sievers anrufen." Nach der Symptomschilderung lag für den Kinderarzt der Verdacht auf Diabetes mellitus nahe. Ein in der Praxis gemessener Blutglukosewert von 368 mg/dl ließ seine Vermutung zur Gewissheit werden: Diabetes mellitus, Typ-1. Er wies Markus umgehend in die Kinderklinik ein. Frau Hansen begleitete ihren Sohn und ahnte noch nicht, dass diese Diagnose ihr Familienleben anhaltend verändern würde.

Klassische Symptome bei Typ-1 Markus zeigte alle klassischen Symptome eines Typ-1-Diabetes, daher konnte der Kinderarzt umgehend die richtige Diagnose stellen. Bei Laien hingegen stehen in der Regel zunächst andere Erklärungen für Müdigkeit, Konzentrationsmangel oder Durst im Vordergrund.

6

1.3.2 Typ-2-Diabetes

Fallbeispiel
Frau Hansen, eine 59-jährige Verwaltungsangestellte, plante ihren vorzeitigen Rentenantrag. „Das Leben noch genießen – man weiß ja nie!" war ihr Motto. Sie bewegte sich zwar nicht mehr so fit wie früher („das Alter!") und hatte auch über die letzten 20 Jahre langsam an Gewicht zugelegt (pro Lebensjahr ca. ein Kilo), aber sie fühlte sich weitgehend gesund. Trotzdem erschien ihr der Zeitpunkt des Rentenantrags eine gute Gelegenheit für eine umfassende Gesundheitsprüfung bei ihrem Hausarzt: „Ich komme zum TÜV, bevor ich mit meinem Mann auf Weltreise gehe", lachte sie. Leider erfuhr sie bei dieser Untersuchung, dass sie bereits einen Typ-2-Diabetes entwickelt hatte mit einem deutlich erhöhten Nüchternblutzucker bei mäßigem Übergewicht (Body-Mass-Index BMI = 28,5). Der Hausarzt erklärte ihr, dass insbesondere auch ihr relativ großer Taillenumfang (93 cm), der erhöhte Blutdruck (150/90 mm/Hg) und die ungünstigen Werte bei den Blutfetten ins Bild passten. Überrascht reagierte Frau Hansen auf die Mitteilung, dass das „bisschen Alterszucker", das bei ihrer inzwischen verstorbenen Mutter festgestellt worden war, nun für ihre eigene Erkrankung als ein wesentlicher Risikofaktor galt. Dass sie selbst als Bewegungsmuffel („ich bin eine Couch-potatoe") das Risiko für Diabetes erhöht hatte, wurde ihr schmerzlich bewusst. „Und was bedeutet das nun für mich?" war ihre bange Frage.

Frau Hansen konnte keine Diabetessymptome erkennen, da der Typ-2-Diabetes sich schleichend über lange Jahre entwickelte. Gleichzeitig entstanden bereits Folgeerkrankungen. Oft wird der Typ-2-Diabetes erstmals in zeitlichem Kontext einer Herz-Kreislauferkrankung festgestellt, die Betroffenen wussten zuvor nichts von ihrer Stoffwechsel-Erkrankung. Mehrere chronische Erkrankungen haben offensichtlich eine gemeinsame Wurzel. Daher richtet sich das Interesse von Forschern und Behandlern zunehmend auf die Vorstufe dieser Krankheiten, das metabolische Syndrom.

1.3.3 Das metabolische Syndrom

Die Leitlinien der Deutschen Diabetesgesellschaft zu Definition und Klassifikation des Diabetes mellitus (Kerner et al., 2001) gehen nicht ohne Grund über die Diagnose des Diabetes hinaus, indem sie Grenzwerte auch für „Abnorme Nüchternglukose" und „Gestörte Glukosetoleranz" definieren. Sie tragen damit erstens der Erkenntnis Rechnung, dass sich Typ-2-Diabetes über lange Jahre hinweg schleichend entwickelt, folglich jedes Kriterium einer gewissen Willkür der Grenzziehung unterliegt. Zweitens kann die

Gestörte Glukosetoleranz

7

gestörte Glukose-Regulation nicht mehr isoliert von anderen Körpersystemen gesehen werden und ist im Rahmen des metabolischen Syndroms nur ein Risikofaktor unter mehreren.

Abbildung 1 fasst die heutige Sicht des metabolischen Syndroms (oft synonym verwendet: Syndrom X) zusammen: die übermäßige Ansammlung von Bauchfett (viszerales Fett) wird als entscheidend verantwortlich gesehen für so unterschiedliche Leiden wie Bluthochdruck (Hypertonie), die Fettstoffwechselstörung (Dislipidämie), die Schlaf-Apnoe (Atemaussetzer während des Schlafes), Depressionen und Diabetes mellitus.

Gefährliches Bauchfett = viszerales Fett

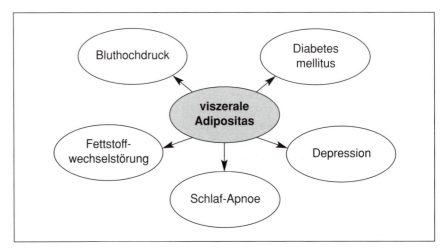

Abbildung 1:
Das metabolische Syndrom (Insulin-Resistenz-Syndrom)

1.3.4 Weitere Diabetesformen

Neben Typ-1 und Typ-2, den häufigsten Diabetesformen, gibt es Sonderformen, auf die jedoch im weiteren Text nicht gesondert Bezug genommen werden soll.

Veränderungen im Hormonhaushalt können der Entwicklung einer diabetischen Stoffwechsellage Vorschub leisten. Während einer Schwangerschaft entwickeln z. B. 2–3 % aller bisher gesunden Frauen zum ersten Mal einen Diabetes, der eine Behandlung erfordert, um Komplikationen für Mutter und Kind zu verhindern. Der Schwangerschaftsdiabetes (Gestationsdiabetes) verschwindet zwar oft nach dem Ende der Schwangerschaft, jedoch erkrankt die Hälfte der betroffenen Frauen innerhalb der nächsten 10 Jahre an einem manifesten Typ-2-Diabetes. Man geht davon aus, dass dieser Diabetes auf jeden Fall aufgetreten wäre und nur durch die hormonellen Veränderungen während der Schwangerschaft vorzeitig erscheint. In etwa 10 %

Gestations-diabetes

aller Fälle von Gestationsdiabetes sind die auf Typ-1-Diabetes hinweisenden Antikörper positiv.

Ein (eventuell vorübergehender) Diabetes kann bei einer Reihe von Medikamenten auftreten – ganz ohne genetische Prädisposition. Insbesondere Glukokortikoide (kortisonhaltige Medikamente), aber auch viele Psychopharmaka (Neuroleptika wie Olanzapin und Clozapin) können Diabetes auslösen. Eine Entzündung der Bauchspeicheldrüse (akute oder chronische Pankreatitis) oder der Leber (chronische Hepatitis), z. B. durch übermäßigen Alkoholgenuss, bewirkt ebenfalls einen Diabetes.

Vorübergehender Diabetes durch Medikamente

1.4 Diabetesbedingte Symptome und Beschwerden

Obwohl sich der Typ-2-Diabetes schleichend entwickelt und daher meist relativ spät erkannt wird, gibt es dennoch einige Alarmsignale, die – wenn sie gehäuft auftreten – an die Diagnose „Diabetes" denken lassen sollten:

Typische Alarmsignale für Typ-2-Diabetes

- Ständiger Durst und vermehrtes Wasserlassen entstehen, weil die Nieren vermehrt Zucker ausscheiden und dafür mehr Wasser benötigen, um den Zucker zu lösen.
- Die Person fühlt sich schwach, müde, abgeschlagen, kann sich schlechter konzentrieren, hat ein erhöhtes Schlafbedürfnis, weil den Körperzellen Glukose als Energiespender fehlt.
- Die Haut fühlt sich trocken und spröde an, sie juckt, weil viel Körperflüssigkeit von den Nieren zum Ausscheiden des Zuckers verbraucht wird.
- Beim Lesen verschwimmen die Buchstaben, weil sich durch den hohen Zuckergehalt im Blut der Wassergehalt der Augenlinse verändert und sich die Linse nicht mehr so gut auf das Nahsehen einstellen kann.
- Es entstehen häufiger Reizungen und Entzündungen im Genitalbereich, weil Reste des zuckerhaltigen Urins ein idealer Nährboden für Bakterien und Pilze sind.
- Es treten häufiger hartnäckige Infektionen auf, weil das Immunsystem durch den erhöhten Blutzucker geschwächt ist.

Typisch für Typ-1-Diabetes sind zusätzlich

- Es erfolgt ein starker Gewichtsverlust in kurzer Zeit trotz gutem Appetit, weil sich durch den Insulinmangel das Fettgewebe auflöst.
- Der Atem kann nach fauligem Obst oder Nagellackentferner riechen, weil beim Abbau von Fett so genannte Ketonkörper (wie Azeton) entstehen.

Manchmal treten nur einige dieser Symptome auf. Bei Personen, die ein erhöhtes genetisches Risiko für Diabetes-Typ-2 haben, sind meist jahrelang keine klaren Beschwerden vorhanden, da sich der Insulinmangel nur sehr langsam entwickelt.

1.4.1 Epidemiologie des Diabetes mellitus

90 % Typ-2-Diabetes

Von allen Diabeteserkrankungen entfallen ca. 90 % auf Typ-2-Diabetes: weltweit waren zu Beginn des neuen Jahrtausends schätzungsweise 150 Millionen Menschen davon betroffen. Innerhalb von 10 Jahren wird mit einer Zunahme von 46 % auf 220 Millionen gerechnet, vor allem in den Ländern der Dritten Welt (Zimmet et al., 2001). Als dafür verantwortlich wird meist das verbesserte Nahrungsangebot mit der Folge von Übergewicht angesehen. Primäre und sekundäre Prävention (d. h. Vermeidung des Diabetes mellitus/Verzögerung von Folgeerkrankungen) dieser Typ-2-Diabetes-„Epidemie" stellen eine wesentliche Herausforderung für die Gesundheitsversorgung der kommenden Jahrzehnte in allen Ländern der Erde dar.

In Deutschland ist die Datenlage zur Häufigkeit des Diabetes mellitus und der assoziierten Erkrankungen aus epidemiologischer Sicht absolut lückenhaft (Scherbaum et al., 2000). Ende der 1980er Jahre ergab sich nach den Daten des nationalen Diabetesregisters der ehemaligen DDR und Krankenkassendaten der AOK Dortmund eine Gesamtprävalenz des Diabetes mellitus zwischen 4 % und 5 %, d. h. 3,5–4 Millionen Menschen waren in Deutschland an Diabetes erkrankt. Da aber der Typ-2-Diabetes in seinen Anfangsstadien eine asymptomatische Erkrankung ist, muss von einer beträchtlichen Zahl nicht diagnostizierter Diabetesfälle ausgegangen werden. Die Prävalenzangaben erhöhen sich weiter mit der Anwendung strengerer diagnostischer Kriterien.

Zunahme der Prävalenz

Zwischen 1960 und 1989 stieg die Prävalenz des Typ-1-Diabetes in Ostdeutschland auf den 3,5-fachen Wert. Die Prävalenz des Typ-2-Diabetes stieg im gleichen Zeitraum sogar auf das 7,9-fache und wird durch eine Zunahme der Prävalenz der Adipositas und die höhere Lebenserwartung der Diabetiker erklärt. Im Rahmen einer Kohorten-Studie in Augsburg (KORA, Rathmann et al., 2005) wurden nicht nur doppelt so viele manifest diabeteskranke Personen entdeckt wie vorher bekannt, sondern auch häufig eine Vorstufe des Diabetes, das metabolische Syndrom, diagnostiziert (z. B. bei 60- bis 69-Jährigen 30,2 % der Männer und 22,4 % der Frauen).

1.4.2 Epidemiologie komorbider psychischer Störungen

Komorbide psychische Störungen bei Diabetes sind – entgegen dem klinischen Eindruck – nicht häufiger als in der Allgemeinbevölkerung, wenn sie in einer repräsentativen Bevölkerungsstichprobe erhoben werden (Kruse et al., 2003). Die Autoren diagnostizierten mit dem Composite International Diagnostic Interview (CIDI, WHO, 1997) bei 26,6 % der Menschen mit Diabetes (Menschen ohne Diabetes: 26,0 %) irgendeine psychische Störung nach DSM-IV. Allerdings fokussierte die Erhebung auf 4 Diagnosebereiche: affektive Störungen, Angststörungen, somatoforme Störungen und Substanzmissbrauch. Essstörungen wurden wegen zu niedriger Prävalenzraten nicht einbezogen. Achse-II-Diagnosen und auch die Diagnose einer Posttraumatischen Stressbelastung wurden aus verschiedensten Gründen nicht berücksichtigt.

Auffällig im Vergleich zu Nicht-Diabetikern waren zwei Punkte:
- Eine deutlich höhere Prävalenz von affektiven Störungen (10,2 % versus 6,2 %) und von Angststörungen (15,6 % versus 8.8 %),
- eine hohe Komorbidität von zwei oder mehr psychischen Störungen (z. B. somatoforme Störung plus Angststörung bei Diabetes).

Ein Befund der Studie von Kruse und Kollegen, nämlich dass Diabetiker die medizinischen Versorgungseinrichtungen dann häufiger in Anspruch nehmen, wenn sie eine komorbide psychische Störung haben, mag erklären, weshalb der Anteil an psychisch kranken Diabetikern in der Regel überschätzt wird. Besondere Beachtung fand in der Forschung bisher die *Komorbidität von Diabetes und Depression* (vgl. Kapitel 2.3.3).

1.5 Ersterkrankung und Verlauf

1.5.1 Typ-1-Diabetes

Stark ausgeprägte Symptome wie starker Durst, vermehrtes Trinken und Urinlassen (z. B. können kleinere Kinder, die bereits trocken waren, wieder einnässen), Gewichtsabnahme, Abgeschlagenheit, Zustände von Heißhunger, Konzentrationsschwäche führen heute in der Regel schnell zu der richtigen Diagnose, bevor es durch massiven Gewichts- und Flüssigkeitsverlust zu einer schweren Stoffwechselentgleisung kommen kann. Das Kind wird in die Kinderklinik eingewiesen und mit Insulin behandelt, die Eltern beginnen meist sofort, sich über die Erkrankung zu informieren, z. B. im Internet (vgl. auch Anhang, S. 107). Der weitere Verlauf des Typ-1-Diabetes bei Kindern und Jugendlichen ist charakterisiert durch verschiedene Phasen: Der Manifestation folgt in der Regel eine stabile Remissionsphase („honey moon") von ein bis zwei Jahren Dauer, die durch eine Restsekretion von endogenem Insulin gekennzeichnet ist. In dieser Zeit können Kinder und Eltern lernen, mit der Erkrankung umzugehen; das nötige Wissen vermittelt ihnen die Klinik in einer Schulung.

Typ-1:
Rolle der Eltern

11

Nach der Remission steigt der Insulinbedarf wieder an und er muss immer wieder auf Körpergewicht und Alter des Kindes abgestimmt werden. Die Berechnung und Injektion der Insulinmenge übernehmen zunächst die Eltern, d. h. sie müssen ihrem Kind mehrmals täglich (meist viermal) Insulin-Injektionen verabreichen, und Essen und Bewegung des Kindes im Auge haben. Später übernimmt schrittweise das Kind selbst die Behandlung.

1.5.2 Typ-2-Diabetes

Typ-2: Genetik plus Verhalten

Der Zeitpunkt der Diagnose eines Typ-2-Diabetes wird heute nur als die Spitze eines Eisbergs angesehen (Zimmet et al., 2001). Schon vorher entwickelt sich über Jahrzehnte auf der Basis einer genetischen Prädisposition ein erhöhtes Risiko für Herz-Kreislauferkrankungen, Bluthochdruck, erhöhte Blutfette, Mikro- und Makroangiopathien in Verbindung mit Adipositas (Body Mass Index, BMI > 30). Diese Vorform des Diabetes wird „metabolisches Syndrom" genannt (vgl. Kapitel 1.3.3). Typisch für das metabolische Syndrom ist die Verteilung des Körperfettes („Apfelform" statt der ungefährlichen „Birnenform"). Seit die Fachwelt auf diese Zusammenhänge verstärkt hinwies, konnte bei immer jüngeren Personen bis hin zu Kindern ein Typ-2-Diabetes diagnostiziert werden, von „Altersdiabetes" kann keine Rede mehr sein. Als Ursache dieser Entwicklung werden Fehlernährung und Bewegungsmangel angesehen, die bei genetisch vorbelasteten Personen zu chronischer Hyperglykämie führen.

Zusammenfassung

Die Manifestation von Typ-1-Diabetes im Kindes- oder Jugendalter erfolgt in der Regel innerhalb kurzer Zeit und führt zu einer Klinikeinweisung. Kinder und Eltern erhalten dort eine erste Schulung im Umgang mit der chronischen Erkrankung. Typ-2-Diabetes entwickelt sich schleichend und wird daher oft erst Jahre nach dem eigentlichen Erkrankungsbeginn diagnostiziert. Personen mit dem metabolischen Syndrom gelten als Hauptrisikogruppe für die Entwicklung eines Typ-2-Diabetes.

1.6   Komplikationen durch Stoffwechselentgleisungen

Lebensbedrohung durch zu niedrige oder zu hohe Glukose

Komplikationen der Diabetesbehandlung mit Insulin oder Tabletten (vgl. Kapitel 4.1) entstehen, wenn die Blutglukose zu hoch ansteigt *(Hyperglykämie)* oder zu tief sinkt *(Hypoglykämie)*. Beide Extreme können zu lebensbedrohlichen Zuständen führen.

12

Eine ausgeprägte *Hyperglykämie* entsteht durch Insulinmangel, z. B. wenn die Person zu wenig Insulin gespritzt hat, wenn sie einen fieberhaften Infekt hat oder wenn der Insulinpen oder die Pumpe defekt sind und kein Insulin abgegeben haben. Durch den zu hohen Blutzucker trocknet der Körper aus, die Person hat starken Durst, muss viel Wasser lassen und ist müde. Bei Typ-1-Diabetes löst sich zusätzlich bei zu hohem Zucker das Fettgewebe auf und die entstehenden Ketonkörper übersäuern das Blut *(Ketoazidose)*. Der Atem riecht dann nach faulem Obst oder Nagellackentferner (Azeton). Regelmäßige Blutzuckerkontrollen helfen dabei, zu hohe Glukose rechtzeitig zu bemerken und gegensteuern zu können. Bei Ketoazidose mit Erbrechen muss die betroffene Person sofort in ein Krankenhaus gebracht werden.

Extrem hohe Glukose: Ketoazidose

Typische Symptome einer Hyperglykämie
– Müdigkeit – Durst – Erschöpfung

Fällt der Glukosespiegel in zu niedrige Bereiche (Unterzuckerung = *Hypoglykämie*), ergreift der Körper Gegenmaßnahmen. Der Glukosespiegel wird außerordentlich redundant durch eine große Zahl von Regelkreisen in einem engen Bereich gehalten (bei nicht diabetischen Personen nüchtern zwischen 80 und 100 mg/dl), damit die notwendige Versorgung des Gehirns mit Glukose gewährleistet werden kann. Die physiologischen Konsequenzen einer Hypoglykämie bestehen vor allem in einem Glukosemangel im Gehirn *(Neuroglukopenie)* sowie in einer daraus resultierenden hormonellen Gegenregulation (d. h. in der Ausschüttung von Stresshormonen). Beide Vorgänge führen zu typischen Symptomen, die im Normalfall spürbar sind, und der betroffenen Person ein rechtzeitiges Bemerken des Glukoseabfalls ermöglichen.

Extrem niedrige Glukose: Glukosemangel im Gehirn (Neuroglukopenie)

Typische Symptome einer Hypoglykämie
– Schweißausbruch – Herzklopfen – Zittern – Nervosität – schnelles Atmen – verschwommenes Sehen – leichte Verwirrung – schlechte Koordination – verlangsamtes Denken – Konzentrationsschwierigkeiten

Zwar werden bei Schulungen und in der Literatur meist Glukosewerte von 50 oder 60 mg/dl als Grenze zur Hypoglykämie genannt, diese Grenze gilt jedoch nur in der ersten Zeit des Lebens mit Diabetes. Inzwischen ist klar geworden, dass die Grenze zur Unterzuckerung variabel ist und von der längerfristigen Stoffwechseleinstellung abhängt. Daher verzichtet die American Diabetes Association bei ihrem jährlichen Update des Diabeteswissens auf die Nennung von Grenzwerten für die Definition einer Hypoglykämie (ADA, 2006). Wenn jemand über längere Zeit hohe Blutzuckerwerte hatte, können Unterzuckerungssymptome schon bei Werten zwischen 100 und 130 mg/dl Blutglukose auftreten. Eine sehr straffe Stoffwechseleinstellung kann dagegen dazu führen, dass Hypoglykämie-Symptome erst bei Werten von 30 mg/dl wahrgenommen werden. Da bei weiterem Absinken der Glukose der Organismus ein Notfallprogramm zum Schutz des Gehirns in Gang setzt, ist bei extrem niedrigen Glukosespiegeln die Gefahr einer plötzlich auftretenden Bewusstlosigkeit oder einer Verhaltensstarre, die dann Fremdhilfe erfordern, sehr hoch. Man spricht bei einer Hypoglykämie mit Bewusstlosigkeit bzw. notwendiger Fremdhilfe von einer schweren Hypoglykämie.

Etwa ein Drittel aller Patienten mit Typ-1-Diabetes entwickelt im späteren Verlauf des Diabetes eine sog. *Hypoglykämie-Wahrnehmungsstörung* (hypoglycemia unawareness). Die Wahrnehmungsstörung beinhaltet, dass die Betroffenen ihnen vertraute Symptome der Hypoglykämie verlieren, da die hormonelle Antwort auf den „Stressor" Hypoglykämie durch Adaptationsprozesse so stark abgeschwächt ist, dass zum Beispiel die Adrenalinausschüttung und das damit verbundene Herzklopfen oder Schwitzen ausbleiben. Das Nicht-Bemerken einer Hypoglykämie führt die Betroffenen in einen Teufelskreis, da sich durch Adaptationsprozesse des Organismus mit jeder nicht bemerkten Hypoglykämie die Wahrnehmungsfähigkeit abschwächt.

1.7   Folgeerkrankungen

Die pathologische Situation einer chronisch erhöhten Glukose (Hyperglykämie) führt über die diabetischspezifische *Mikroangiopathie* (Verengung der kleinen Gefäße) zu Folgeerkrankungen an Augen, Nieren und Nervensystem. Die diabetesassoziierte *Makroangiopathie* (Verengung großer Gefäße) führt zu Folgeerkrankungen vorwiegend am Herzen sowie an den wichtigsten großen Arterien. Deswegen stellt die normnahe Diabeteseinstellung zur Vorbeugung einer Reihe von Erkrankungen eine ständige Aufgabe für die Betroffenen dar.

Augen. Jährlich erblinden in Deutschland infolge eines Diabetes immer noch ungefähr 3.000 Menschen. Diabetes ist die häufigste Ursache für

14

Erblindung bei unter 60-Jährigen. Einschränkung und Verlust des Sehvermögens durch Einblutungen und/oder Neubildungen von Blutgefäßen in der Netzhaut und im Glaskörper (Retinopathie) sowie der Verlust der Sehschärfe (Makulopathie) sind die gefürchteten Entwicklungen im Vorfeld. Bei letzterer Erkrankung heben sich Sinneszellen, die für die Sehschärfe und das Farbensehen notwendig sind, von der Makula ab. Die Makula benennt die Netzhautmitte, den Punkt schärfsten Sehens.

Nieren. Bleibt der Blutzucker sehr lange – monate- oder jahrelang – erhöht und schlecht reguliert, versagen langsam die Nieren ihren Dienst (Nephropathie). Es wird dann eine künstliche Blutwäsche (Dialyse) notwendig.

Nervensystem. Durch Veränderungen an den kleinen Blutgefäßen (Mikroangiopathie) werden die Nerven schlechter mit Nähr- und Sauerstoff versorgt und leiten dann ihre Reize nicht mehr zuverlässig weiter. Man spricht von einer Neuropathie. Je nach der Art der geschädigten Nerven erlebt die Person Missempfindungen (z. B. Brennen im Bein, Kribbeln in den Füßen) oder einen Verlust an Sensibilität. Sie nimmt dann Druck, Schmerz, Hitze und Kälte nicht mehr in gewohntem Ausmaß wahr. Bei bestehender Neuropathie ist z. B. Vorsicht beim Umgang mit heißem Wasser oder Gefriergut, beim Umgang mit scharfen und spitzen Werkzeugen notwendig, da kleine Hautschädigungen und Verletzungen nicht bemerkt werden. Am dramatischsten wirken sich unerkannte Verletzungen aufgrund von Nervenschädigungen an den Füßen aus.

Diabetischer Fuß. Neben einer gestörten Nervenfunktion trägt eine verschlechterte Durchblutung zum Krankheitsbild des „diabetischen Fußes" bei. Unentdeckte und unbehandelte offene Stellen und Geschwüre an den Füßen dehnen sich innerhalb kurzer Zeit erheblich aus, die Wunden verheilen nur sehr langsam, eventuell muss abgestorbenes Gewebe operativ entfernt werden. Zehen-, Fuß- und Beinamputationen bei Menschen mit Diabetes sind immer noch zu zahlreich erforderlich; sie sind die Ursache von 70 % aller nicht durch Unfälle bedingten Amputationen.

Blutdruck, Herz und Kreislauf. Menschen mit Diabetes neigen zu arteriellen Durchblutungsstörungen, die sich vor allem in drei Bereichen des Körpers bemerkbar machen
– in den Herzkranzgefäßen,
– in den Halsschlagadern,
– in den Becken- und Beinarterien.

Die koronare Herzkrankheit (KHK) tritt daher bei Menschen mit Diabetes sehr viel häufiger auf als in der Allgemeinbevölkerung. Bei Diagnosestellung von Typ-2-Diabetes leidet bereits die Hälfte der Patienten unter einer KHK, sehr oft wird der erhöhte Blutzucker erst im Rahmen einer kardiologischen Behandlung festgestellt. Die Hypertonie ist ein Risikofaktor für

Herz-Kreislauferkrankungen und verstärkt die Gefahr von Herzinfarkt, Schlaganfall und Nephropathie.

Sexuelle Funktionen. Durch die Folgeerkrankungen des Diabetes gibt es auch Veränderungen, die die sexuelle Funktionsfähigkeit beeinträchtigen. Genaue Daten zur Häufigkeit von sexuellen Funktionsstörungen bei Männern mit Diabetes gibt es bis heute nicht. Hochrechnungen aus verschiedenen Studien lassen darauf schließen, dass etwa 50 % der über 60-jährigen Männer mit Diabetes unter klinisch bedeutsamen sexuellen Störungen leiden (Hübner, 2002).

Bei den organischen Ursachen für eine sexuelle Funktionsstörung steht die autonome diabetische Neuropathie an erster Stelle. Sie tritt oft als erste Folgeerkrankung auf und ist ähnlich häufig wie die periphere sensible Neuropathie. Die chronische Hyperglykämie des Diabetes führt zu Störungen sowohl im parasympathischen Erektionszentrum am Sakralmark als auch im entsprechenden sympathisch gesteuerten Zentrum und führt damit zum Erektionsverlust. Insgesamt gibt es eine Reihe organischer Ursachen sexueller Funktionsstörungen, die ggf. auch gleichzeitig vorliegen können:
– autonome Neuropathie,
– arterielle Durchblutungsstörungen,
– Medikamentennebenwirkungen (z. B. Beta-Blocker, Lipidsenker),
– hormonelle Störungen (selten),
– morphologische Veränderungen am Penis (angeboren oder postoperativ),
– Stoffwechselentgleisungen,
– chronisches Schmerzsyndrom bei Neuropathie oder Pankreatitis.

Zusätzliche psychische und psychosoziale Ursachen, die ggf. bereits vor oder unabhängig von der Diabeteserkrankung die sexuelle Funktion beeinträchtigten, können mit den organischen Ursachen interagieren. Hübner berichtet aus einer Studie von Schiavi et al. (1995) den interessanten Befund, dass auch diabetische Männer ohne die Risikofaktoren Neuropathie und schlechte Stoffwechseleinstellung im Vergleich zu nicht diabetischen Männern seltener nächtliche Penis-Schwellungen in den REM-Phasen aufweisen, und dass diese selteneren Ereignisse dann von kürzerer Dauer und Intensität sind. Die gleichen Autoren belegten, dass im Vergleich zu Männern ohne Diabetes die untersuchten Patienten weniger Libido und Erregbarkeit berichten, weniger Vergnügen beim Sex empfinden, eine geringere Zufriedenheit mit der eigenen Sexualität sowie ein schlechteres Körperbild angeben und die Beziehung zur Partnerin als stressbelastet erleben.

Dass Frauen mit Diabetes ebenfalls unter sexuellen Funktionsstörungen leiden, lässt sich unschwer aus den ursächlichen Zusammenhängen ableiten. Allerdings gibt es fast keine Forschungsarbeiten dazu. Die wenigen hat Jovanovic (1998) zusammenfasst: als klinische Symptome zeigen sich vermindertes sexuelles Verlangen, Orgasmusschwierigkeiten, Vaginalschmerzen und die Folgen verminderter Scheidenfeuchtigkeit.

16

1.8 Prognose

Die *Prognose* über die Lebenserwartung und Lebensqualität eines Menschen mit Diabetes hängt entscheidend von der Entwicklung und dem Fortschreiten der Diabeteskomplikationen und Folgeerkrankungen ab. Die Lebenserwartung von Menschen mit Diabetes ist reduziert: In einer ostdeutschen Studie über einen Zeitraum von 30 Jahren lebten diabetische Männer 5,3 Jahre, Frauen 6,4 Jahre kürzer als Vergleichspersonen. Insbesondere ein frühes Manifestationsalter verkürzt die Lebenserwartung. Herzinfarkt und Schlaganfall sind bei Menschen mit Diabetes die führenden Todesursache (70 % aller Todesfälle).

Nur sehr langsam scheint sich die Prognose des Diabetes zu verbessern. Noch immer haben Menschen mit Diabetes neben dem Infarktrisiko ein fünfmal höheres Risiko zu erblinden als die Allgemeinbevölkerung. Die Komplikation Niereninsuffizienz ist 12,7-fach, Amputation der unteren Extremitäten 22,2-fach höher als bei Vergleichspersonen ohne Diabetes (Leitlinien der DDG, 2000).

Die Bemühungen der Behandler, die Zahl der Komplikationen zu senken, waren bisher nicht ausreichend: Im Zeitraum zwischen 1990 und 2000 konnten die in der sog. St. Vinzenz Deklaration (einer internationalen Zielvereinbarung zur Versorgung von Menschen mit Diabetes) angestrebten Ziele bei weitem nicht erreicht werden.

2   Störungstheorien und Erklärungsmodelle

2.1   Medizinische Grundlagen

Obwohl Diabetes durch seine eindeutige Symptomatik schon seit Jahrhunderten als Krankheit erkannt wurde, konnten früher aus mangelndem Verständnis für die Funktionen des Organismus die Ursachenerklärungen nicht schlüssig sein. Erst in neuerer Zeit brachte empirische Forschung Fortschritte im theoretischen Verständnis, und darauf aufbauend, in der Behandlung des Diabetes. Insbesondere die Isolierung und Charakterisierung des Hormons Insulin gilt als Meilenstein in der Geschichte der Diabetesforschung. 1922 behandelten Banting und Best, die später für ihre Entdeckung den Nobelpreis erhielten, zunächst einen Hund, dann erstmals einen Menschen mit Typ-1-Diabetes mit Insulin.

Reduzierte Lebenserwartung

2.1.1 Entstehung von Typ-1-Diabetes

Der Manifestation gehen oft Infektionen voraus

Der Typ-1-Diabetes entsteht durch eine chronische Entzündung der Langerhans'schen-Inseln in der Bauchspeicheldrüse, durch die die Insulin-produzierenden Beta-Zellen zerstört werden. Als Ursachen für die Entzündung werden neben genetischen Faktoren Umweltfaktoren wie die Ernährung (z. B. Länge der Stillzeit/frühe Kuhmilchernährung) und Infektionen (z. B. eine Kinderkrankheit) verantwortlich gemacht; nach weiteren Faktoren wird gesucht. Die zerstörerische Entzündung kann sich auf der Basis der genetischen Prädisposition spontan, nach einer Virus-Infektion oder einem Kontakt mit bestimmten Nahrungsmittelbestandteilen entwickeln. Dieser Entzündungsprozess läuft über einen langen Zeitraum vor der klinischen Manifestation des Typ-1-Diabetes ab. Zum Diagnosezeitpunkt ist bereits der größte Teil der Betazellen zerstört. Typ-1-Diabetes gehört somit zu den sog. Autoimmunerkrankungen wie Neurodermitis, Rheuma oder Asthma.

Typ-1-Diabetes ist eine Autoimmunerkrankung

Bei Verwandten ersten Grades besteht ein ca. 20-fach erhöhtes Diabetesrisiko. Viele Patienten mit Typ-1-Diabetes und ihre Angehörigen beschäftigen sich daher mit dem möglichen Risiko von weiteren Erkrankungen in der Familie. Über den Nachweis von diabetesassoziierten Autoantikörpern können zwar heute Personen mit einem erhöhten Risiko, in 15 bis 20 Jahren einen Typ-1-Diabetes zu entwickeln, identifiziert werden. Aus dem Wissen darüber kann jedoch kein Nutzen gezogen werden, da es bisher keine sinnvolle Therapie zur Verhinderung bzw. Verzögerung der manifesten Erkrankung gibt.

Zusammenfassung

Typ-1-Diabetes mellitus gehört zu den Autoimmunerkrankungen. Durch eine chronische Entzündung werden die insulinproduzierenden Zellen des Organismus zerstört. Die Krankheit ist bis heute nicht heilbar.

2.1.2 Entstehung von metabolischem Syndrom und Typ-2-Diabetes

Typ-2-Diabetes entsteht durch Insulinresistenz und relativen Insulinmangel bei genetischer Disposition

Bei Typ-2-Diabetes wirken zwei Faktoren zusammen, die sich gegenseitig beeinflussen und die Krankheit auslösen. Zum einen reagieren die Körperzellen nicht mehr empfindlich genug auf Insulin, und können daher die im Blut vorhandene Glukose nicht ausreichend verarbeiten *(Insulinresistenz)*. Die Insulinresistenz wird verursacht durch einen genetischen Defekt bei den für die Insulinaufnahme entscheidenden Mechanismen. Sie wird verstärkt durch Bewegungsmangel und Übergewicht. Zum anderen produziert die Bauchspeicheldrüse zwar reichlich Insulin (hohe Insulinspiegel =

18

Hyperinsulinismus), die Menge ist jedoch nicht ausreichend für den durch die Resistenz erhöhten Bedarf *(relativer Insulinmangel)*. Die Insulinempfindlichkeit der Zellen ändert sich mit der Zeit, sie kann sich z. B. verbessern, wenn Übergewicht abgebaut oder die Muskeln mehr beansprucht werden.

Typ-2-Diabetes hat eine klare genetische Komponente: 30–50 % der Kinder und Enkel von Diabetikern erkranken ebenfalls. In Kombination mit der Veranlagung scheint schon mäßiges Übergewicht diese Entwicklung zu begünstigen: In einer großen Kohortenstudie mit über 70.000 Krankenschwestern entsprach erst bei einem BMI von unter 22 (das entspricht bei einer 1,75 m großen Frau einem Gewicht von 67 kg) das Diabetesrisiko dem nicht familiär belasteter Personen. Nach neueren Erkenntnissen scheint nicht das Gewicht per se, sondern die Verteilung des Körperfettes entscheidend zu sein: Je größer der Taillenumfang durch zu viel viszerales Fett desto größer das Diabetesrisiko.

Als weiterer Prädiktor für die Entwicklung einer Insulinresistenz wird *chronischer Stress* diskutiert. Stresserfahrungen führen zu einer Aktivierung der Hypothalamus-Hypophysen-Nebennierenrinden-Achse mit Ausschüttung von Stresshormonen wie ACTH, Cortisol und den Katecholaminen Adrenalin und Noradrenalin. In der Regulation der Blutglukose spielen diese Hormone ebenfalls eine markante Rolle, könnten folglich die Vermittler zwischen starker Belastung und Glukoseentgleisungen darstellen (Surwit & Schneider, 1993).

Risikofaktor chronischer Schmerz

Auch Schlafmangel scheint die Entwicklung einer Insulinresistenz zu begünstigen (Schmid & Schultes, 2006). Bei jungen gesunden Versuchsteilnehmern konnte durch eine Reduktion der Schlafdauer auf vier Stunden schon nach 6 Tagen eine erkennbare Verschlechterung der Glukosetoleranz experimentell induziert werden (Knutson et al., 2007).

Risikofaktor Schlafmangel

Für die Ausbreitung des Typ-2-Diabetes bei immer jüngeren Menschen werden weltweit dramatische Zuwächse verzeichnet. Zimmet und Kollegen (2001) warnen vor dieser „schleichenden Epidemie", weil die schon lange vor der Diagnose Diabetes nach und nach erhöhten Blutzuckerspiegel nicht spürbar sind. Die Diabetesepidemie entwickelte sich zeitlich parallel zu einer Adipositas-(Übergewichts-)Epidemie. Zu hohes Körpergewicht und Insulinresistenz als Kennzeichen des metabolischen Syndroms setzen sich in der Diabeteserkrankung fort.

Gefahr durch die schleichende Entwicklung

Da der Anstieg der Adipositashäufigkeit seit ca. 20 Jahren einen deutlich steileren Verlauf nimmt als zuvor, gibt es aktuelle Überlegungen von Forschern, dass diese Entwicklung nicht ausschließlich auf individuelles „Fehlverhalten" rückführbar sein könne. Alternative Thesen postulieren, dass Chemikalien und hormonartige Substanzen, die in unserer Umwelt angereichert sind und in unsere Nahrung gelangen, die neuroendokrine Regulation des Gewichts nachhaltig stören („endocrine disrupters"; Nilsson, 2000). Dadurch könnten körpereigene Mechanismen wie die Rückführung des Gewichts auf einen individuellen „set-point" außer Kraft gesetzt werden. Individuelle Unterschiede in der Störbarkeit der endokrinen Regulation wären folglich dann eine zusätzliche plausible Erklärung für extremes Übergewicht als nur die aufgenommene Kalorienmenge.

Zusammenfassung

Typ-2-Diabetes und sein Vorläufer, das metabolische Syndrom, entstehen aus dem Zusammenwirken genetischer Faktoren und ungünstiger Verhaltensweisen (insbesondere: zu wenig Bewegung, zu fetthaltige Ernährung). Insulinresistenz und relativer Insulinmangel führen zu chronischer Hyperglykämie. Das persönliche Risiko, einen Typ-2-Diabetes zu entwickeln, wird sowohl von Patienten als auch von Ärzten unterschätzt. Da der Beginn der Erkrankung schleichend und fast symptomlos erfolgt, wird typischerweise die Diagnose verspätet gestellt.

2.2 Ein neues Modell des Stoffwechsels: Das Gehirn entscheidet

Die normale Funktion unseres wichtigsten Körperteils, des Gehirns, hängt von der Versorgung mit Glukose und Sauerstoff ab. Nur in Ausnahmesituationen greift das Gehirn auf andere Substrate (wie z. B. Laktat) zurück. Das bedeutet, dass das reibungslose Funktionieren des Glukosestoffwechsels in erster Linie für unsere „Zentrale" notwendig ist. Diesen Umstand berücksichtigt erstmals eine neue Theorie der Energieversorgung des Organismus, die *„Selfish Brain"-Theorie* (Peters et al., 2004). Der Grundgedanke besteht darin, dass das Gehirn selbst – als „allwissende" und zugleich befehlende Instanz des Organismus – dafür sorgen muss, dass es ausreichend mit Glukose versorgt wird, dass es also eigensüchtig (selfish) sein muss.

Neue Theorie
zur Glukose-
regulation:
„Selfish Brain"
Das eigen-
süchtige
Gehirn

Im Verhältnis zum restlichen Organismus verbraucht das Gehirn enorm viel Glukose: Es wiegt nur ca. 500 g, verbraucht aber je nach Aktivitätsgrad von 20 bis zu 80 % der im Organismus vorhandenen Glukose. Diese große Menge an Glukose muss es immer wieder neu beschaffen, denn im Gehirn ist außerordentlich wenig Speicherplatz für Energie. Im restlichen Körper übernehmen Leber, Muskeln und Fettgewebe die Speicherfunktion. Das Gehirn ist überdies durch die sog. Blut-Hirn-Schranke von der chemischen Beeinflussung durch den restlichen Organismus abgeschottet, d. h. dass die Konzentration von Hormonen, Pharmaka oder Glukose im Blut nicht mit der im Gehirn übereinstimmt, sondern sich sogar oft gegenläufig verhält. Das notwendigerweise eigensüchtige Gehirn muss ständig Sorge dafür tragen, dass den Nervenzellen (Neuronen) genügend Glukose zum einwandfreien Funktionieren zur Verfügung steht.

Wenn das Gehirn die eigene Glukoseversorgung optimieren will, stehen zwei Möglichkeiten zur Verfügung:

Das Gehirn verbraucht enorm viel Glukose

– Das Gehirn konkurriert mit dem restlichen Organismus um die im Blut vorhandene Glukose, es bestimmt also die Zuteilung (Allokation).
– Das Gehirn „befiehlt" die Beschaffung neuer Glukose, d. h. es stimuliert die Nahrungsaufnahme durch ein Hungergefühl.

Abbildung 2 illustriert die beiden bekannten Verbindungswege im Gehirn, auf denen die beschriebene Versorgung des Gehirns mit Glukose basiert.

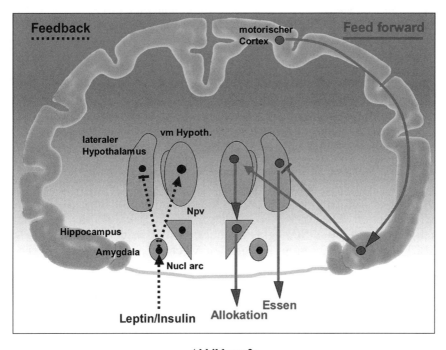

Abbildung 2:
Selfish-Brain-Theorie: das Primat des Zentralnervensystems bei der Allokation der Energie-Ressourcen innerhalb des Organismus (vm = ventromedialer Hypothalamus; Npv = Nucleus paraventricularis; Nucl arc = Nucleus arcuatus)

Peters und Kollegen konnten diese beiden Versorgungswege des Gehirns bis hin zu zellulären Mechanismen darlegen. Für das Verständnis und die Behandlung von Diabetes und seinen Komplikationen eröffnen sich durch diese neurowissenschaftliche Sicht der Erkrankung neue Perspektiven.

Typ-2-Diabetes kann als eine Störung des zentralen Glukosestoffwechsels verstanden werden (Fehm & Peters, 2006).

Aus ihrem Modell können Peters und Kollegen (2008) inzwischen klinisch verwertbare Schlussfolgerungen ableiten. Das Gehirn (die zerebralen Hemisphären, der Hypothalamus) fordert aktiv Energie entweder aus dem Körper (Allokation) oder aus der Umwelt an (Nahrungsaufnahme). Übergewicht, metabolisches Syndrom und Typ-2-Diabetes entstehen, wenn die zerebrale Energieanforderung gestört ist. Störungen der Allokation beschreiben die Autoren in drei möglichen Fehlerkategorien:

- *Hardware-Fehler:* Strukturelle Defekte. Dazu zählen Läsionen durch Hirntumore oder spezifische Gendefekte.
- *Software-Fehler:* Zerebrale Fehlprogrammierung, die durch Noxen wie akute psychische Traumatisierung, chronische psychosoziale Stressoren, akute metabolische Krisen (z. B. schwere wiederholte Hypoglykämien bei Typ-1-Diabetes) oder perinatale Bedingungen entsteht.
- *Falsche Signale:* Biochemische oder mikrobielle Botschaften, die in Gestalt der oben erwähnten „endocrine disruptors" oder durch infektiöse Agenten das System in die Irre leiten.

Das Allokationssystem ist im Gleichgewicht (d. h. es ist der individuelle „set-point" erreicht), wenn der Energiebedarf des Gehirns befriedigt ist, und die peripheren Energiespeicher stabil sind. Die Insulinresistenz des Typ-2-Diabetes wird in dieser Konzeption als ein Versuch des Gehirns, einen verschobenen „set-point" zu korrigieren, betrachtet.

Auf der Basis der Selfish-Brain-Theorie lassen sich Gewichtsprobleme auf neue Weise verstehen (Fehm et al., 2006): Die geregelte Größe ist weder eine konstante Nahrungsaufnahme noch ein konstantes Körpergewicht, sondern eine konstante Energieversorgung des Gehirns. Die bisher fehlende langfristige Strategie zu einer Gewichtsreduktion (Wing et al., 2001) müsste an diesen grundlegenden Mechanismen ansetzen. Psychologische Theorien und deren Anwendung finden bei einer „Hirn-zentrierten" Sicht der Krankheit Diabetes, die z. B. Lern- und Gedächtnisprozesse auch bei metabolischen Vorgängen berücksichtigt, neue Anknüpfungspunkte.

Zusammenfassung

Die Aufrechterhaltung einer konstanten Versorgung des Gehirns mit lebensnotwendiger Glukose ist nach neuester Auffassung die wesentliche Funktion unseres Stoffwechsels. Das Gehirn selbst, als Steuer- und Kontrollinstanz unseres Organismus, übernimmt diese Aufgabe und sorgt für sich selbst zuerst, es ist eigennützig („selfish brain"). Diabetes mellitus Typ-2 besteht in einer Störung des zentralen Glukosestoffwechsels.

2.3 Psychologische Faktoren bei Diabetes

2.3.1 Psychologische Faktoren bei der Entstehung von Typ-1-Diabetes

Jeder Mensch, bei dem Diabetes diagnostiziert wird, sowie sein engeres Umfeld hat ein natürliches Bedürfnis, die Frage „Woher kommt das?" beantwortet zu bekommen. Die Kausalattributionen, die ein Mensch sich zur Entstehung einer Krankheit macht („Laientheorien", Bischoff & Zenz, 1989), beeinflussen sein Verhalten erheblich, und sollten daher in der Behandlung berücksichtigt werden. Typische Laientheorien wie

Falsche Laientheorien zur Entstehung von Typ-1-Diabetes

– „Die Krankheit ist eine Strafe Gottes",
– „Ich bin selbst schuld an der Erkrankung, weil ich …",
– „Ich habe mein Kind falsch ernährt",

führen regelhaft zu Schuldgefühlen bei den Erkrankten bzw. deren Eltern.

Allerdings wird dieses Erklärungsbedürfnis auch durch falsche Ratgeber missbraucht – oft auf dem Hintergrund psychosomatischer und psychoanalytischer Ansätze. Probleme, die sich daraus ergeben, liegen auf der Hand: Dem Menschen mit Diabetes mangelt es möglicherweise an Selbstbewusstsein („krank = minderwertig"); er kann nicht offen mit der Krankheit umgehen, versucht sie vor anderen zu verbergen. Die Nutzung alternativer Heilverfahren, die im schlimmsten Fall die notwendige Insulin-Substitution verzögern, wird noch zu oft propagiert (Fehm-Wolfsdorf, 2002a).

Frühe psychologische Forschungsarbeiten prüften die Annahme prädisponierender Persönlichkeitsmerkmale („diabetische Persönlichkeit") mit wechselnden Ergebnissen (Übersicht bei Lange, 1997). Ältere Ergebnisse, die bei Menschen mit Diabetes z. B. erhöhte Ängstlichkeit oder Schwierigkeiten mit Gleichaltrigen feststellten, lassen sich eher als Folge des Diabetes, vor allem der damals noch sehr restriktiven Behandlungsform verstehen. Neuere Studien hingegen, die objektive, standardisierte Persönlichkeitstests verwendeten, fanden keine systematischen Unterschiede zwischen Kindern und Jugendlichen mit Diabetes sowie stoffwechselgesunden Gleichaltrigen. Dunn und Turtle (1981) setzten mit einem methodenkritischen Review („der Mythos von der diabetischen Persönlichkeit") einen Schlusspunkt unter diese Diskussion.

Neben der vergeblichen Suche nach der persönlichen Disposition für Diabetes versuchte eine Reihe von Studien, die Manifestation des Diabetes durch vorangegangene emotionale Konflikte oder gravierende Verlust- oder Trennungserlebnisse zu erklären. Lange (1997, S. 385 f.) kommentiert dazu: „Die Angaben spiegeln Erklärungsversuche von Eltern und Kindern für das Auftreten der Erkrankung wider. Sie können wegen des erheblichen ‚recall bias' nicht als reliable und valide Maße der emotionalen Belastung in den Jahren vor der Diabetesmanifestation angesehen werden."

Aus einer der wenigen methodisch akzeptablen Studien (Siemiatycki et al., 1989), einer Fallkontrollstudie, ergaben sich folgende Faktoren als Risikoerhöhung für den Beginn von Typ-1-Diabetes bei Kindern:
- Kinder, die nicht gestillt wurden,
- Kinder, die vor dem Alter von 5 Jahren eine Krippe oder Kindergarten besuchten,
- Kinder, die im Alter von 3 Jahren unter engen häuslichen Bedingungen lebten („crowded household"),
- Kinder, die in den vorausgehenden 12 Monaten bestimmten belastenden Lebensereignissen ausgesetzt waren,
- Kinder, die in den letzten 12 Monaten soziale oder psychologische Dysfunktion gezeigt hatten.

Retrospektive Daten führen zu falschen Erklärungen

Jedoch auch diese Daten wurden retrospektiv erhoben, die Angaben der Eltern der diabetischen Kinder wurden mit denen für Kontrollkinder verglichen. Prospektive Studien existieren nicht. Nicht übersehen werden sollte dabei, dass veraltete unbewiesene Erklärungen über die Entstehung von Diabetes dazu beitragen können, das Bild des Menschen mit Diabetes in der Öffentlichkeit, das von vielen Vorurteilen geprägt ist, noch weiter negativ zu belegen.

Zusammenfassung

Die Entstehung von Typ-1-Diabetes kann nicht verhindert werden

Bei der Entstehung eines Typ-1-Diabetes spielen nach heutiger Erkenntnis psychosoziale Faktoren keine Rolle. Es gibt daher keine Möglichkeit, durch Verhaltensänderungen oder spezifische soziale Betreuung von Risikopersonen die Erkrankung an Typ-1-Diabetes zu verhindern.

2.3.2 Psychologische Faktoren bei der Entstehung von Typ-2-Diabetes

Entstehung von Typ-2-Diabetes durch psychologische Faktoren mitbedingt

Für die Entwicklung von Typ-2-Diabetes spielt neben genetischen Faktoren eindeutig das Verhalten der betroffenen Person eine Rolle. Menschen mit einem hohen genetischen Risiko für Typ-2-Diabetes tragen mit ihrem Ernährungs- und Bewegungsverhalten dazu bei, zu welchem Zeitpunkt der Typ-2-Diabetes manifest wird. Psychologische Faktoren können folglich bei der primären Prävention entscheidend sein.

Zur Identifikation des persönlichen Diabetesrisikos liegen inzwischen standardisierte Fragebogen vor, die im Internet interaktiv bearbeitet werden können: www.findrisk.org oder www.diabetes-risiko.de sowie zusätzlich der Deutsche Diabetes-Risiko-Score (DRS, Schulze et al., 2007). Er beruht auf Daten von ca. 25.000 Deutschen, von denen im Rahmen einer prospektiven Studie anthropometrische, ernährungs- und lebensstilbezogene Para-

24

meter erfasst sind, und wurde an drei weiteren deutschen Studienpopulationen validiert. Einer der stärksten Risikofaktoren für die Manifestation eines Typ-2-Diabetes ist der Taillenumfang, der unter Berücksichtigung der Körpergröße ein validerer Parameter zur Schätzung des Diabetesrisikos ist als der BMI (Body Mass Index).

Für die Einschätzung der Funktion des noch relativ wenig erforschten Bauchfettes (viszerales Fett) sind neue Studiendaten aufschlussreich, die mittels Kernspintomographie die vorhandene Menge des Bauchfettes aufzeichneten. Auch sehr schlanke junge Frauen, z.B. Models, können schon mehrere Kilo viszerales Fett gespeichert haben. Das viszerale Fett, das eine aktive Körpermasse mit hormonellen und neuralen Verbindungen zu anderen Strukturen darstellt, wird daher derzeit intensiv beforscht.

Die dramatischen Vorhersagen über die Entwicklung der Zivilisationskrankheit Diabetes haben dazu beigetragen, dass auch in Deutschland eine Gesundheitsinitiative auf breiter Basis entstehen konnte. Jeder dritte Jugendliche in Deutschland ist übergewichtig, von den übergewichtigen haben 30–50 % Zeichen des metabolischen Syndroms, das zu Diabetes führt. Die Fachorganisationen streben an, in der Öffentlichkeit die Wahrnehmung des Diabetes als Volkskrankheit zu verbessern und zur Vorsorge zu motivieren.

Zusammenfassung

Obwohl für die Entstehung von Typ-2-Diabetes genetische Faktoren eine eindeutige Rolle spielen, belegen neue Studien sehr klar, dass durch Verhaltensänderungen der Beginn der Erkrankung zumindest verzögert werden kann. Das Risiko einer Person für die spätere Entwicklung eines Typ-2-Diabetes kann mit standardisierten interaktiven Tests ermittelt werden. Verstärkte Bewegung und angemessene Ernährung sind der wichtigste Teil der primären Prävention von Typ-2-Diabetes.

2.3.3 Diabetes und Depression

Diabetiker besitzen gegenüber der Gesamtbevölkerung ein etwa zweifach erhöhtes Risiko, an einer Depression zu erkranken. Die Prävalenz der Depression bei beiden Diabetestypen schwankt in kontrollierten Studien zwischen 6 % und 27 % je nach untersuchter Population, Störungsdefinition und angewandten Instrumenten.

In einer Metaanalyse von 27 Studien (in denen allerdings nicht zwischen Typ-1- und Typ-2-Diabetes unterschieden wurde) arbeiteten Lustman und Kollegen (2000) heraus, dass ein signifikanter Zusammenhang zwischen dem Ausmaß der Depression und Hyperglykämie besteht: Je depressiver die Person war, umso höher war die Blutglukose, d.h. umso schlechter war die

Häufige Komorbidität von Depressionen und Diabetes

Stoffwechseleinstellung und damit die Gefahr von Folgeerkrankungen. Eine weitere Metaanalyse mit über 5.000 Patienten (de Groot et al., 2001) vertiefte diese Befunde. Depressionen gingen überzufällig häufig mit Diabeteskomplikationen (Retinopathie, Nephropathie, Neuropathie, makrovaskulären Komplikationen und sexueller Dysfunktion) einher. Die Effektstärken waren allerdings nur im niedrigen bis mittleren Bereich. Schon depressive Verstimmungen noch unterhalb der klinisch relevanten Diagnosekriterien verschlechtern bei Menschen mit Typ-1-Diabetes die Stoffwechseleinstellung, vermutlich über eine nachlässigere Selbstbehandlung (Engum et al., 2005).

Häufiger Diabeteskomplikationen

Die Forschung widmet sich derzeit vor allem der Frage, ob hohe Blutglukose und Diabeteskomplikationen eine Folge von Depressionen sind, oder ob Menschen, die an der chronischen Stoffwechselstörung Diabetes leiden, mit höherer Wahrscheinlichkeit depressiv sind oder werden (Brown et al., 2005; Eaton et al., 1996).

Was geht voraus: Depression oder Diabetes?

Aktuelle Studien richteten ihr Augenmerk auf den engen Zusammenhang zwischen Depressionen und von Manifestation und Verlauf des Typ-2-Diabetes. Die Ergebnisse legen nahe, dass Patienten, die an einer depressiven Symptomatik leiden, ein doppelt hohes Diabetesrisiko aufweisen, die Depression scheint dem Diabetes vorauszugehen (Talbot & Nouwen, 2000).

Wenn man Depression als ein multifaktorielles Phänomen biologischer und psychosozialer Genese betrachtet, fallen Parallelen in der neuroendokrinen Dysregulation (Hyperreaktivität der Hypothalamus-Hypophysen-Nebennierenrinden-Achse) zwischen Typ-2-Diabetes und einer Untergruppe Depressiver auf. Chronischem Stress als Verursacher der Dysregulation wird eine Beteiligung an der Typ-2-Entstehung zugeschrieben.

Zusammenfassung

Ein seit langem bestehender Befund ist die erhöhte Rate von Depressionen bei Menschen mit Diabetes mellitus. Die Prävalenzangaben schwanken stark zwischen den Studien. Für klinische Zwecke scheint es sinnvoll, davon auszugehen, dass jeder zweite bis dritte Mensch mit Diabetes unter Depressionen leidet. Die Interpretation dieses Befundes als Folge des schwierigen Umgangs mit der chronischen Erkrankung ist in den letzten Jahren ins Wanken geraten, weil einige Studien belegen, dass Depressionen das Risiko, Typ-2-Diabetes zu entwickeln, verdoppeln. Das führt dazu, dass nach einer gemeinsamen Ursache von Depressionen und Typ-2-Diabetes gesucht wird.

2.4 Typ-1-Diabetes im Verlauf des Lebens: Diabetes als Selbstmanagement-Aufgabe

Diabetes mellitus wird oft als die „Modellkrankheit" der Verhaltensmedizin bezeichnet (Fehm-Wolfsdorf, 2002a). Bei dieser Erkrankung wurde in umfassender Weise der Fortschritt der medizinischen Forschung direkt in der alltäglichen Behandlung der Patienten umgesetzt (siehe auch Kapitel 4); das führte dazu, dass die Behandlung fast vollständig Sache der betroffenen Person wurde („Selbstmanagement"). Es ist wichtig, sich klar zu machen,

Typ-1-Diabetes als Selbst- management Aufgabe für das ganze Leben

1. dass heutzutage die wesentlichen Behandlungsentscheidungen bei Diabetes von der Person selbst in ihrem Alltag getroffen werden: Sie entscheidet, was sie isst, ob/wie viel Insulin sie spritzt, wie sie mit Stress umgeht, wann sie ihren Glukosespiegel kontrolliert, ob sie Vorsorgetermine wahrnimmt, etc.
2. dass die Kontrolle über das Behandlungsverhalten beim Patienten selbst liegt: In der akuten Situation der Selbstbehandlung ist der Patient allein und entscheidet ohne das Diabetesteam.
3. dass auch die Konsequenzen des Verhaltens der Patient allein zu tragen hat.

Glasgow und Anderson (1999) fassen diesen Sachverhalt in dem Satz zusammen: „Diabetes und sein Selbstmanagement gehören der Person mit der Krankheit".

Vor der Entdeckung des Insulins hatten an Typ-1-Diabetes erkrankte Personen eine sehr kurze Lebenserwartung. Als dann das Insulin in zunehmend gereinigter Form zur Verfügung stand, bekamen die Patienten eine vom Arzt berechnete Menge an Insulin meist einmal täglich gespritzt. Ältere Patienten schildern, wie sie sich morgens auf dem Schulweg ihre tägliche Insulinspritze beim Arzt geben ließen.

Die Weiterentwicklung der Insulinpräparate ermöglichte dann eine immer bessere Nachahmung der fehlenden natürlichen, d. h. vor allem auf die Mahlzeiten bezogenen Insulinausschüttung. Die Patienten (und Angehörigen) wurden in der Handhabung der Insulinspritzen, in der Berechnung der zu spritzenden Einheiten, im Messen der Glukose geschult. Ein zunächst relativ starres Muster an Vorgaben in Bezug auf die Ernährung und die darauf abgestimmte Insulinbehandlung entwickelte sich rasch hin zu flexibler Selbstbehandlung, wie sie heute von fast allen Patienten praktiziert wird. Statt der sog. konventionellen Insulintherapie, die zu festen Zeiten standardisierte Nahrungs- und Insulinmengen vorsieht, verwenden die meisten Patienten die sog. intensivierte Insulintherapie nach dem Basis-Bolus-Prinzip oder die Pumpentherapie (vgl. Kapitel 4.1).

Jede Selbstbehandlung fordert vom Individuum, freiwillig und überlegt komplexe Tätigkeiten auszuüben. Jeden Tag des Lebens, und im Tagesverlauf von Stunde zu Stunde, muss die Person mit Diabetes Ernährung, Insulin und Bewegung abstimmen. Sie muss dazu ihre Blutglukose überwachen, immer wieder durch Messen kontrollieren und vorausschauend Glukoseentgleisungen (Hyper- oder Hypoglykämie) vermeiden. Zusätzlich muss sie sich um Vorsorgeuntersuchungen und -maßnahmen kümmern, z. B. für ihre Füße sorgen, den Augenhintergrund prüfen lassen und sich bei den Diabetesspezialisten Rat und Hilfe holen. Alle diese Verhaltensweisen sollte die Person mit Diabetes konstant über ihr ganzes Leben – unabhängig davon, was sie sonst beschäftigt oder belastet – unerschütterlich und sorgfältig aufrechterhalten.

Hohe Anforderungen an die Person

Der *Selbstmanagement*-Ansatz sieht die Person als den kompetenten Manager der eigenen Krankheit an. Eine gute Stoffwechselkontrolle ist jedoch nur von einer hoch motivierten Person, die die Verantwortung und Last der Selbstbehandlung bewusst auf sich nimmt, zu erwarten. Die Herausforderung für das Diabetesteam besteht dann darin, jeden Patienten dabei zu unterstützen, ihren/seinen optimalen Weg des Selbstmanagements zu finden.

Möglichst gut für sich selbst zu sorgen zieht sich als Aufgabe durch das gesamte Leben mit Diabetes. Jedoch bestimmt die jeweilige Lebenssituation individuell für die Person, welche Bereiche der Selbstfürsorge ihr zu dieser Zeit besonders Mühe machen oder auch schlecht gelingen und aus welchen Lebensbereichen sie andererseits Unterstützung bei ihrer Aufgabe bekommen kann. Ich stelle einige typische Abschnitte des Lebens mit Diabetes mit ihren psychologischen Anforderungen und Problemen dar.

2.4.1 Beginn der Erkrankung: Familie und Partnerschaft

Bei Kindern mit Diabetes ist die ganze Familie von den Konsequenzen der Diagnose betroffen (Roth, 2002). Das Kind selbst sowie Eltern, Geschwister, Großeltern müssen sich auf einen veränderten Alltag einrichten, und nach und nach lernen, die Krankheit anzunehmen und mit ihr zu leben. Gerade der Typ-1-Diabetes bei Kindern kommt oft „wie der Blitz aus heiterem Himmel" in die Familie, und erfordert eine erhebliche Anpassungsfähigkeit. Der Moment der Diagnose wird von den meisten Eltern als Schock erlebt, der als ein Gefühl der Lähmung und Erstarrung beschrieben wird, das danach in starke Gefühle von Zorn, Wut, Schuld und Trauer münden kann. Immer wieder berichten Eltern davon, welche Zerreißprobe diese Situation für ihre Partnerschaft dargestellt hat.

Schock durch die Diagnose

28

Typische Fragen, die sich Eltern von Kindern mit Diabetes stellen
– Wird sich mein Kind normal entwickeln?
– Wird mein Kind blind werden?
– Werde ich mein Kind genügend unterstützen können?
– Werde ich meinen Beruf aufgeben müssen?
– Hätte ich mein Kind länger stillen sollen?
– Woher kommt diese Krankheit?

Das *kranke Kind* selbst fühlt sich der Situation hilflos ausgeliefert und macht die Erfahrung, dass auch die Eltern es nicht vor dieser misslichen Lage zu schützen wussten. Manche Kinder versuchen die Kontrolle über den eigenen Körper nicht aufzugeben und wehren sich erbittert gegen jede pflegerische Maßnahme. Andere erscheinen in ihrer Passivität und Hilflosigkeit als die „braven" Patienten. Sie neigen dazu, bis in die Pubertät die Krankheit und deren Konsequenzen für ihr Leben als Strafe für Fehlverhalten anzusehen („zu viel heimlich genascht, nicht gehorcht").

Geschwisterkinder müssen jetzt – und oft über viele Jahre – lernen, dass die elterliche Fürsorge sich überproportional stark dem kranken Geschwister widmet, und dass sie selbst tunlichst zurückstecken und möglichst den Eltern nicht noch zusätzliche Sorgen bereiten sollten. Großeltern oder andere mögliche Betreuungspersonen trauen sich nicht zu, die Behandlung des diabeteskranken Kindes zeitweise zu übernehmen. **Veränderter Alltag für die ganze Familie**

Roth (2002) und Serra (2002) geben gute Einblicke in die Schwierigkeiten des Diagnosezeitraums sowie über die anschließenden, aus der Kollision der Diabetesanforderungen mit den typischen Entwicklungsaufgaben eines Lebensalters erwachsenden Konflikte. Wachstum und Reifung diabetischer Kinder und Jugendlicher hängen in erster Linie von der Qualität der Stoffwechseleinstellung ab (Hürter, 1997): Bei guter Einstellung unterscheiden sie sich nicht von der Entwicklung stoffwechselgesunder Kinder und Jugendlicher. **Kollision der Diabetesanforderungen mit typischen Entwicklungsaufgaben**

Kinder jedoch, die vor dem 5. Lebensjahr Diabetes entwickelt haben und die häufig in Unterzuckerungszustände gerieten, haben ein hohes Risiko für neurokognitive Defizite, speziell im visuell-räumlichen Bereich. Kinder mit Diabetes fehlen häufiger in der Schule als Gleichaltrige, und aus den Schulfehlzeiten scheint eine geringere Leseleistung zu resultieren. Auch Längsschnittstudien belegen leichte neuropsychologische Defizite in Verbindung mit einer reduzierten Informationsverarbeitungsgeschwindigkeit und Gedächtnisproblemen. Als wesentliche Risikofaktoren für eine Abweichung von der Entwicklung stoffwechselgesunder Kinder tauchen immer wieder der Diabetesbeginn im Kleinkindalter sowie wiederholte zu hohe oder zu niedrige Glukosespiegel (Hypo- und Hyperglykämie) auf.

2.4.2 Mit der chronischen Krankheit gut leben: Alles ist möglich!

Gute Schulung von Kindern und Eltern im 1. Jahr trägt langfristig

Prospektive psychologische Studien belegen, dass ein intensives multidimensionales Schulungsangebot im ersten Jahr nach der Diagnose langfristig eine gute Diabeteseinstellung sichert (Delamater et al., 2001). Kinder und Jugendliche lernen am besten unter Gleichaltrigen den praktischen Umgang mit den Anforderungen des Diabetes. Die Eltern müssen darin geschult werden, den richtigen alltäglichen Umgang mit den Kindern zu finden, sich unterstützend, aber nicht zu ängstlich, überbehütend oder bevormundend zu verhalten.

Auch der weitere Verlauf der Erkrankung wird maßgeblich durch psychologische Faktoren beeinflusst: Die moderne Diabetestherapie ermöglicht ein flexibles und befriedigendes Leben, solange die Stoffwechseleinstellung gut ist. Reisen machen, schwanger werden, Auto fahren, tauchen lernen, in der Disco tanzen, schwimmen, sich verlieben, im Beruf erfolgreich sein, Marathon laufen – es gibt keine Facette menschlichen Lebens, die einem Menschen mit Diabetes grundsätzlich verschlossen bleibt. Und je nach Temperament und Persönlichkeit des Einzelnen gestaltet der Mensch mit Diabetes heutzutage sein Leben sehr unterschiedlich. Auf jeden Fall wird er durch Fachinformationen zum Diabetes in Wort und Bild dazu angeregt, sich nicht in seinen Lebensplänen, in seiner Neugier, in seiner Lebensfreude einzuschränken. Bunte Broschüren der Pharmafirmen und zahlreiche Selbsthilfebücher vermitteln eine „Anything goes"-Einstellung zum Leben mit Diabetes.

Fallbeispiel: Alles ist möglich!

Schon als Kind hatte Hannelore Kohler den Löwen als ihr Lieblingstier erkoren: Als sie zur Diabeteseinstellung in die Kinderklinik aufgenommen wurde, begleitete sie Leo, der Löwe aus Plüsch. Jetzt, als erwachsene junge Frau erfüllte sie sich den lange gehegten Wunsch, Löwen und andere wilde Tiere in freier Wildbahn bei einer Afrika-Safari zu beobachten. Mit einer Freundin, die auf sie „aufpasste", reiste sie mehrere Wochen mit dem Gepäck im Rucksack durch Kenia und Tansania, und hatte das Gefühl „alles im Griff" zu haben. Nur am Flughafen hatten die Kontrollen etwas länger als bei den anderen Reisenden gedauert, weil so viele Nadeln der Erklärung bedurften. Aber sie hatte vorgesorgt: Die in mehreren Sprachen vorbereitete Bescheinigung des Gesundheitsamtes, dass sie wegen Diabetes das mitgeführte Material benötige, half schnell weiter. Ihr Diabetesausweis in mehreren Sprachen, den sie von ihrer Selbsthilfegruppe erhalten hatte, war ebenso einfach aus dem Handgepäck hervorzuholen.

30

In der mittleren Phase des Diabetes erwerben die meisten Personen eine gute Routine im Umgang mit den alltäglichen Anforderungen an die Selbstbehandlung. Allerdings ist der Verlauf des Diabetes durchaus nicht regelhaft vorhersagbar, sodass unabhängig von der Intensität der Selbstfürsorge Schwierigkeiten oder auch überraschend erste Folgeerkrankungen auftreten können.

Gute Routine im Umgang mit Diabetes ermöglicht ein flexibles und befriedigendes Leben

Insbesondere Eltern von Kindern mit Diabetes quälen sich in allen Phasen der Erkrankung mit schwierigen Reaktionen der Kinder, mit negativen Gefühlen und Sorgen. Sie reagieren depressiv, wenn die Stoffwechseleinstellung des Kindes schlecht ist, obwohl sie sich bemühen, alles richtig zu machen. Sie tun sich schwer mit Protestverhalten bei Jugendlichen, die die Selbstbehandlung vernachlässigen und zu viel „Fastfood" essen, um die Eltern zu provozieren. Aus Ängstlichkeit folgt häufig ein überbehütender Erziehungsstil bei den Eltern; sie achten zu wenig auf Ausgleich für sich selber. Eltern diabetischer Kinder wünschen sich daher mehr soziale Betreuung als in der Regel angeboten werden kann.

Eltern reagieren häufig ängstlich überbehütend

2.4.3 Selbstmanagement in Phasen medizinischer Komplikationen

Es gibt eine Vielzahl von Gründen dafür, dass die Qualität der Selbstbehandlung im Verlauf einer jahrzehntelangen Diabeteserkrankung eingeschränkt sein kann, und sich dadurch die Stoffwechselsituation verschlechtert (Hirsch, 1999). Besonders häufig treten auf
– Depressionen, die sich bei Typ-1-Diabetes oft erstmals anlässlich der Diagnose von Folgeerkrankungen manifestieren,
– Burnout-Syndrom nach langjähriger Selbstbehandlung,
– Ängste vor Hypoglykämien,
– Ängste vor Folgeerkrankungen,
– Sorgen um Einschränkungen im Beruf und in den Sozialkontakten,
– Anpassungsprobleme durch ständige Überforderung („niemals Urlaub vom Diabetes").

Fatal wirkt sich für den Menschen mit Diabetes jedes Nachlassen, jede Inkonsequenz bei der Selbstbehandlung aus: Er hat die Folgen selbst zu verantworten und zu tragen. Mittel- und langfristig kommen Komplikationen und Folgeerkrankungen auf ihn zu, die seine depressiven Gefühle, Sorgen und Ängste bestätigen, und ihn in eine Abwärtsspirale drängen können. Oft ergibt sich daraus der Zeitpunkt, professionelle psychologische Unterstützung zu suchen.

Unberechenbarer Verlauf des Diabetes belastet Patienten

Zusammenfassung

Phasen medizinischer Komplikationen und der Manifestation von Folgeerkrankungen (stark schwankende Glukosewerte mit Hypo- und Hyperglykämie, Augen- oder Nierenprobleme), die oft mit Krankenhausauf-
enthalten verbunden sind, reißen den Patienten aus seinem gewohnten
Lebensrhythmus und geben oft den Anstoß zu psychischer Dekompen-
sation. Besonders schwierig zu akzeptieren ist für Patienten, wenn sie
sich jahrzehntelang angestrengt haben, nach den geltenden Empfehlungen ihre Selbstbehandlung zu optimieren, und sie dann trotzdem eine
Verschlechterung der Krankheit erleben müssen.

2.5 Kognitive Leistungsfähigkeit in Abhängigkeit vom Glukosespiegel

Kognitive Leistungen hängen von der guten Glukoseversorgung des Gehirns ab

Die angemessene Glukoseversorgung des Gehirns ist eine Grundvoraus-
setzung für kognitive Leistungen. Wie Peters und Kollegen (2006) berichten, ist die Koppelung so eng, dass pro Aktion einer Nervenzelle ein Mo-
lekül Glukose an die Nervenzelle geliefert wird, und anschließend sofort
Ersatz angefordert wird. Innerhalb der Selfish-Brain-Theorie (vgl. Kapitel 2.2) wird erstmals plausibel erklärbar, warum Hyper- und Hypoglykämie sich deutlich auf die kognitive Leistung auswirken. Die Frage der kognitiven Leistungsfähigkeit bei Menschen mit Diabetes hatte zuvor schon
eine Reihe von klinischen Studien beschäftigt (Cosway et al., 2001).

Zu klären ist, ob kognitive Leistungen akut bei zu hoher oder zu niedriger Glukose verändert sind und wie sie andererseits längerfristig bei einem
Leben mit Diabetes beeinflusst werden. Weiterhin stellt sich die Frage, ob
die Leistungsfähigkeit bei Diabetes allgemein, z. B. auch im Bereich der
Motorik, verändert ist. Insbesondere die Arbeitsgruppe von Brian Frier an
der University of Edinburgh, Schottland, hat jahrelang diese Thematik sehr
sorgfältig mit Hilfe standardisierter und valider Leistungsmaße beforscht,
sowohl an Menschen mit Diabetes als auch an Stoffwechselgesunden. Die
Forscher sind davon überzeugt, dass es sich um Wirkmechanismen handelt, die unabhängig von einer Diabeteserkrankung ausschließlich über den
Zustand der Glukoseversorgung des Gehirns zum Tragen kommen.

Zu hohe und zu niedrige Glukose schränkt die Leistungs-fähigkeit ein

Akute Veränderungen der kognitiven Leistung wurden sowohl für zu hohe
Glukose als auch für zu niedrige Glukose berichtet (Frier & Sommerfield,
2002). Die Studien an gesunden Probanden arbeiteten meist mit einer
Clamp-Technik („Clamp" = festgeklemmt), bei der durch gleichzeitige
Infusion von Glukose und Insulin der Glukosespiegel auf einem definier-
ten Niveau gehalten wird. In einem Zeitraum mit unterschiedlichen Clamp-

Bedingungen (Glukose niedrig, hoch oder normal) können dann die Leistungen der Person untersucht werden, aber auch Stimmungen, Gefühle und Symptome.

Um Unterschiede der Leistungsfähigkeit zwischen Personen auszuschalten, beziehen sich die referierten Ergebnisse immer auf einen Vergleich der Leistung derselben Prson bei Euglykämie (Glukose 80–100 mg/dl) versus Hypoglykämie (45 mg/dl). Eine Hypoglykämie verschlechterte signifikant das verbale und visuelle Kurzzeitgedächtnis, das Arbeitsgedächtnis und das Langzeitgedächtnis (Sommerfield et al., 2003). In einer langen Serie von Studien prüfte die schottische Arbeitsgruppe den Einfluss einer Hypoglykämie auf spezifische motorische und kognitive Leistungen.

Akute Einschränkungen bei Hypoglykämie

Folgende getestete Leistungen waren signifikant beeinträchtigt:
- Auge-Hand-Koordination,
- Erinnerung an kürzlich gelernte Inhalte,
- schnelle Entscheidungen treffen,
- Analyse komplexer visueller Stimuli,
- selektive Aufmerksamkeit,
- mentale Flexibilität.

Es fällt auf, dass durchweg alltagsrelevante Leistungen betroffen sind, sodass dadurch unmittelbar verständlich wird, warum ein Mensch in einer Hypoglykämie-Situation Schwierigkeiten beim Autofahren oder bei einer spezifischen beruflichen Anforderung erleben kann. Gold et al. (1995) zeigten, dass eine signifikante Verschlechterung der kognitiven Leistungsfähigkeit, die in einer neuropsychologischen Testbatterie während einer Hypoglykämie auftrat, unabhängig vom Intelligenzquotienten war: Auch hoch intelligente Personen sind nicht geschützt vor einer Beeinträchtigung durch die fehlende Glukose.

Langfristige Konsequenzen von Stoffwechselentgleisungen für die kognitive Leistungsfähigkeit sind einerseits von größtem klinischen Interesse, andererseits methodisch schwer zu untersuchen, denn es gibt eine ganze Reihe von möglichen Ursachen für kognitive Einschränkungen bei Diabetes, die sich ggf. addierend oder verstärkend auswirken können.

Langfristige Konsequenzen von Glukose-entgleisungen schwer nachweisbar

Frier und Sommerfield (2002) listen folgende mögliche Ursachen für langfristige kognitive Einschränkungen bei Diabetes auf:
- chronische Hyperglykämie,
- wiederholte schwere Hypoglykämien,
- zerebrovaskuläre Erkrankung mit Ischämie oder Hirninfarkt,
- wiederholte diabetische Ketoazidose,
- Depression und andere psychische Störungen,
- Bluthochdruck,
- psychosoziale Einflüsse,
- Alkohol- oder Drogenmissbrauch.

Ein schädlicher Einfluss von *Hypoglykämien* auf die Intelligenz und Hirn-funktion wurde vor allem bei Kindern nachgewiesen, die bereits vor ihrem fünften Lebensjahr einen Diabetes entwickelt haben, und die multiplen Episoden schwerer Hypoglykämien, insbesondere verbunden mit Krämp-fen, ausgesetzt waren. Das sich entwickelnde und unreife Gehirn eines kleinen Kindes scheint speziell vulnerabel für die Effekte einer Neuroglu-kopenie, d. h. eines Glukosemangels im Gehirn, zu sein.

Auf Erwachsene trifft diese Vulnerabilität offensichtlich nicht unbedingt zu. Aus der großen Längsschnittstudie „Diabetes Control and Complica-tions Trial, DCCT" wird in einer Nachuntersuchung 2007 von einer über 18 Jahre hinweg untersuchten Gruppe von 1.144 Patienten berichtet. Ob-wohl 40 % der Kohorte zwischenzeitlich mindestens eine Hypoglykämie mit Koma oder Krämpfen erlitten hatten, ergab sich keinerlei Abfall der kognitiven Leistungsfähigkeit. Moderate Einbußen der motorischen Ge-schwindigkeit und Effizienz waren hingegen verknüpft mit höheren HbA1-Werten, d. h. mit chronischer *Hyperglykämie*.

Vergleichbare Ergebnisse berichteten Ferguson et al. (2003). Sie unter-suchten junge Typ-1-Diabetiker mit dem Ziel, die schädlichen Einflüsse von Hypo- versus Hyperglykämie zu identifizieren. Als abhängige Varia-ble untersuchten sie neben einer neuropsychologischen Testung Hirnstruk-turen mittels MRI (magnetic resonance imaging). Vorangegangene schwere Hypoglykämien beeinträchtigten weder die kognitiven Fähigkeiten noch die Hirnstrukturen. Chronische Hyperglykämie hingegen, erschlossen aus einer manifesten diabetischen Retinopathie bei einem Drittel der Teilneh-mer, war mit einer Reihe von signifikanten Veränderungen assoziiert: kleine Läsionen der weißen Masse in den Basalganglien sowie kognitive Nach-teile im Vergleich zu den Teilnehmern ohne Retinopathie (geringere fluide Intelligenz, verschlechterte Informationsverarbeitung, Aufmerksamkeit und Konzentration).

Zusammenfassung

Hyper- und Hypoglykämie, d. h. zu hohe bzw. zu niedrige Glukosewerte, stellen die hauptsächliche Komplikation in der diabetischen Selbstbe-handlung dar. Abweichungen des Glukosespiegels in beide Richtungen haben kurz- und langfristig für die Person erhebliche negative Konse-quenzen. Hypoglykämien beeinträchtigen akut alle fein- und grobmo-torischen und kognitiven Leistungen, und machen die Person ggf. hand-lungsunfähig. Langfristige Folgen von Hypoglykämien sind nur bei Kindern, die an Diabetes vor ihrem fünften Lebensjahr erkrankten, be-schrieben. Chronische Hyperglykämie führt langfristig zu kognitiven und motorischen Einschränkungen, vor allem zu einer Verlangsamung der Reaktionen.

2.6 Diabetes und Soziales

Leider muss der an Diabetes Erkrankte auch heute noch mit vielfältigen Diskriminierungen, Benachteiligung oder Sonderbehandlung rechnen: im Beruf, bei Versicherungen, Ämtern und Behörden. Diabetesexperten kümmern sich auch um diese Problembereiche, und geben klare hilfreiche Informationen für Betroffene und das Diabetesteam (Frier, 2003; Malcherczyk & Finck, 2002). Einige häufige wiederkehrende Fragen seien hier herausgegriffen, die sich um Diabetes und Führerschein sowie um Diabetes und Beruf drehen.

2.6.1 Diabetes und Führerschein

Diabetes kann die Fahrtauglichkeit beeinträchtigen, insbesondere bei schwankenden Blutglukosewerten mit der Gefahr von Unterzuckerungen (vgl. Kapitel 1.7). Andererseits gibt es eine Reihe von Studien, die belegen, dass Menschen mit Diabetes nicht häufiger in Unfälle verwickelt sind als andere Autofahrer. Die rechtlichen Regelungen in Deutschland sind derzeit widersprüchlich, sowie zusätzlich schwer zu durchschauen, weil die Führerscheinvergabe Sache der Verkehrsbehörden der Länder ist und die Länder Deutschlands unterschiedliche Regelungen pflegen. Im Prinzip ist die Angabe der Erkrankung Diabetes beim Erhalt des Führerscheines bzw. beim Auftreten der Erkrankung freiwillig. Wird die freiwillige Angabe gemacht, zieht sie in der Regel mehrjährige Begutachtungen der Fahrtauglichkeit nach sich, die der Betroffene obendrein selbst bezahlen muss.

Gefahr von Autounfällen bei unbemerkten Hypoglykämien

In dieser Situation empfehlen die meisten Diabetesexperten ihren Patienten, den Diabetes zu verschweigen. Zudem gibt es Initiativen, die sich gegen die Sonderbehandlung von Menschen mit Diabetes zur Wehr setzen, da die Leidtragenden meist junge Leute mit Typ-1-Diabetes sind, die noch in keiner Weise im Verkehr auffällig geworden sind. Obwohl ein hoher Prozentsatz von Menschen mit Diabetes einen Führerschein besitzt (in einer Befragung von 309 Typ-1-Diabetikern waren es 89,3 %; Fehm-Wolfsdorf et al., 2007), fahren viele ältere Patienten nicht oder sehr selten Auto. Das könnte darauf zurückzuführen sein, dass Typ-1-Diabetespatienten nach jahrzehntelanger Krankheitsdauer von sich aus Fahrunsicherheiten bemerken oder sich im Straßenverkehr überfordert fühlen, und diese Gefühle als gute Gründe für den Fahrverzicht nehmen.

Probleme mit dem Führerschein

Herr Wiedemann, 46 Jahre alt, hatte seit 35 Jahren Typ-1-Diabetes, mit dem er bei hoher Lebensqualität einen sorgsamen Umgang pflegte. Er hatte eine gute Position im Außendienst eines großen Automobilkonzerns erreicht, betätigte sich in mehreren Sportarten (Tennis, Fußball, Joggen), und sorgte für seine Familie. Als er bei einer seiner beruflichen Routinefahrten einen kleinen Auffahrunfall mit Blechschaden verursachte, wurde ihm der Führerschein für ein halbes Jahr entzogen mit der Auflage, in diesem Zeitraum durch sorgfältige Dokumentation seiner Glukosewerte nachzuweisen, dass seine Fahrtauglichkeit nicht durch die Diabeteserkrankung eingeschränkt sei. Herr Wiedemann ließ bei einem Diabetologen sein Insulinbehandlungsschema überprüfen und schrieb alle seine guten Glukosemesswerte in sein Diabetes-Tagebuch, denn der Entzug des Führerscheins traf in als Außendienstler mit großer Härte. Aufgrund dieser klaren Dokumentation seiner Fahrtauglichkeit und einer entsprechenden Bescheinigung seines behandelnden Arztes erhielt er seinen Führerschein nach der Halbjahresfrist zurück.

Ein Jahr später kam Herr Wiedemann mit seinem Wagen am hellen Tag von der Fahrbahn ab, überschlug sich und wurde schwer verletzt. Er hatte eine sich rasch entwickelnde Hypoglykämie nicht bemerkt, da er inzwischen unter einer unerkannten Hypoglykämie-Wahrnehmungsstörung litt.

Herr Wiedemann steht nicht allein mit seinem Problem der unbemerkten Hypoglykämien. Der „Diabetes-Papst" Cryer bezeichnete in seiner „Banting-Lecture" (in memoriam des Entdeckers des Insulins) die Hypoglykämie als den limitierenden Faktor der guten Einstellung eines insulinbehandelten Diabetes (Cryer, 1994). Insbesondere sehr engagierte, ehrgeizig um eine gute Einstellung bemühte Patienten geraten auf diese Weise in die Falle der unbemerkten Hypoglykämien. Der entscheidende Risikofaktor für das Nicht-Wahrnehmen einer Hypoglykämie besteht nämlich in einer vorangegangenen Hypoglykämie: Bis zu 48 Stunden danach reagiert der Organismus abgeschwächt, d. h. für die Person sind Symptome der erneuten Hypoglykämie in schwacher Ausprägung oder gar nicht wahrnehmbar. Im Extremfall wird die Person bei einer Glukose von unter 30 mg/dl plötzlich bewusstlos, ohne dass sie erkennbare Warnzeichen hatte.

Teufelskreis: Verringerung der hormonellen Gegenregulation durch wiederholte Hypoglykämien und andere Stressoren

– Durch eine Hypoglykämie wird die endokrine Reaktion auf ein nachfolgendes Ereignis abgeschwächt.
– Weniger Ausschüttung von Stresshormonen erschwert die Wahrnehmbarkeit einer nächsten Hypoglykämie.
– Dieser Effekt kann mehr als 48 Stunden anhalten.
– Unterschiedliche Stressereignisse beeinflussen sich gegenseitig, d. h. sie schwächen nachfolgende Stressreaktionen ab.

Die sog. „Hypoglykämie-Wahrnehmungsstörung" beschreibt die Abschwä-chung der Symptome einer Hypoglykämie als Konsequenz einer vorausge-gangenen schweren Hypoglykämie (Adaptation an den „Stressor" Glukose-mangel). Die Wahrnehmungsstörung macht eine folgende Hypoglykämie schlechter wahrnehmbar, und erhöht dadurch ihre Auftretenswahrschein-lichkeit (Teufelskreis). Dieser Teufelskreis ist reversibel: Das Vermeiden von Hypoglykämien über drei Monate hinweg normalisiert die endokrine Reaktion auf zu niedrige Glukose wieder. Kompliziert wird die Sachlage allerdings dadurch, dass dieser Adaptationsprozess sich auch auf den Ein-fluss anderer Stressoren erstreckt. Auch wenn der Patient eine Prüfung hat, einen Ehestreit, einen Autounfall, wenn er sich ungewöhnlich stark körper-lich anstrengt oder etwas überaus Aufregendes erlebt, wird sich die körper-liche Reaktion auf eine Hypoglykämie in diesem Zeitraum abgeschwächt zeigen, d.h. es wird schwieriger, sie zu bemerken.

Neben diesem Teufelskreis innerhalb der physiologischen Regulation spie-len psychologische Faktoren eine entscheidende Rolle. Woran der Patient sein Erkennen der Hypoglykämie orientieren kann, sind die Symptome; doch haben wir kein Sinnesorgan für die Wahrnehmung der Schwankun-gen des Glukosespiegels. Die Interozeptionsforschung hat inzwischen recht gut belegt, dass die Wahrnehmung innerer Vorgänge wie zum Beispiel Ver-änderungen des Glukosespiegels, des Blutdrucks, der Herzfrequenz, von Eingeweideschmerzen, den gleichen Funktionsprinzipien folgt wie die ex-terozeptive Wahrnehmung (Sehen, Hören, Riechen etc.) (Pohl et al., 1997). **Psychologische Faktoren bei reduzierter Hypoglykämie-wahrnehmung**

Zunehmend häufiger – Schätzungen liegen bei 25–30% der Patienten, die Insulin spritzen – wird eine Hypoglykämie-Wahrnehmungsstörung di-agnostiziert, die zwangläufig zu einer Überschätzung der eigenen Leis-tungsfähigkeit in einer Situation von Glukosemangel führt (vergleichbar der, die bei vielen Menschen nach Alkoholgenuss auftritt). Neben der Fahr-tauglichkeit sind andere motorische und kognitive Leistungen betroffen, die z.B. auch das Bedienen von Maschinen am Arbeitsplatz unmöglich machen.

Die Forschungsgruppe um Daniel Cox an der University of Virginia in Charlottesville, USA, hat das Fahrverhalten bei absinkender Glukose in mehreren Studien am Fahrsimulator genau dokumentiert. Die Selbstüber-schätzung der betreffenden Personen war so drastisch, dass die Forscher sich scheuten, diesen alarmierenden Befund zu veröffentlichen, bevor sie ihn nicht repliziert hatten (Cox et al., 2000). Inzwischen ist belegt, dass die Fehleinschätzung der eigenen Leistungsfähigkeit unter Glukosemangel auch im Alltag der Personen auftritt (Clarke et al., 1999). Nach der Mes-sung der Blutglukose vor Fahrtantritt, deren Ergebnis auf dem Display des Gerätes abzulesen war, entschied die Hälfte aller Personen, die einen Glu-kosewert unter 40 mg/dl gemessen hatten, sich trotzdem dafür, jetzt sofort mit dem Auto loszufahren. **Überschätzung der eigenen Leistungs-fähigkeit bei nicht wahr-genommener Hypoglykämie führt zu Problemen**

Wie lässt sich dieses häufige eklatante Fehlverhalten erklären? Die betreffende Person handelt nicht absichtsvoll so unverantwortlich, sie leidet in der Regel darunter, dass ihr „dies" schon wieder passiert ist. Sie kennt genau die Vorgaben aus der Schulung, nämlich nie Auto zu fahren, wenn die Glukose unter 140 mg/dl liegt, bzw. dann zuerst etwas zu essen und abzuwarten. Das Problem liegt darin, dass – wie in Kapitel 2.5 beschrieben – die niedrige Glukose per se sie einschränkt, z. B. ihr Arbeitsgedächtnis verschlechtert, dessen Leistungsfähigkeit sie benötigen würde, um die Information aus der Schulung „nie Autofahren mit Glukose unter 140" mit der aktuellen Fragestellung, ob sie fahrtüchtig ist, zu verknüpfen. Eine Veränderung des Fehlverhaltens beim Autofahren ist folglich nur zu erreichen, wenn die Person die Hypoglykämien rechtzeitig wahrnimmt und extremes Absinken der Glukose zu vermeiden lernt.

Zusammenfassung

Grundsätzlich sollten Menschen mit Typ-1-Diabetes nicht als Autofahrer benachteiligt werden. Sie verursachen nachweislich bei guter Stoffwechseleinstellung nicht mehr Unfälle als andere Autofahrer. Allerdings verändert sich die Situation nach langer Diabetesdauer bei vielen Patienten. Sie sind in Gefahr, durch eine Hypoglykämie-Wahrnehmungsstörung beim Autofahren Fehlentscheidungen zu treffen.

2.6.2 Diabetes und Beruf

Die Bundesagentur für Arbeit führt keine Statistik darüber, ob die Zahl der arbeitenden Menschen mit einer chronischen Erkrankung eher wächst oder sinkt. Der Anteil der Berufstätigen unter den Diabetikern wird derzeit auf ca. 50 % geschätzt. Seitens der Deutschen Diabetes-Gesellschaft wurden „Empfehlungen zur Beratung bei Berufswahl und Berufsausübung von Diabetikern" ausgesprochen, die im Buch von Malcherczyk und Finck (2002) abgedruckt sind und 2004 aktualisiert wurden. Grundsätzlich wird darin betont, dass von Diabetikern sehr viele Berufe hoch qualifiziert ausgeübt werden. Durch die Flexibilisierung der Insulintherapie sind sogar manche Berufe in den Bereich des Möglichen gerückt, die früher für Diabetiker nur sehr schwer durchführbar waren.

Die andere Seite stellt die DDG in ihren Leitlinien dar: „Tritt der Diabetes bei einem Beschäftigten auf, der eine für seine Erkrankung ungeeignete Tätigkeit hat, so sollte als erstes überlegt werden, ob nicht durch eine Umsetzung im Betrieb die Erfahrung aufgrund der bisher ausgeübten Tätigkeit weiter verwertet werden kann. Wenn diese nicht möglich ist, muss eine Beratung zum Berufswechsel mit nachfolgender Umschulung erfolgen". Oft stehen jedoch Arzt und Patient gemeinsam vor der Frage, wie ein sozialer Abstieg des Patienten bei Aufgabe der aktuellen Position vermieden werden kann. Gerade in Zeiten hoher Arbeitslosigkeit entstehen für Patienten mit chronischen Erkrankungen häufig belastende Situationen, denen sie sich nicht gewachsen fühlen.

Wer weiter in die Zukunft sieht, berücksichtigt, dass bald die Hälfte aller Arbeitnehmer über 45 Jahre alt sein wird, darunter viele Menschen mit Diabetes, Herz-Kreislauf-Erkrankungen oder einem anderen Leiden, das sie zwar behindert, aber weder berufs- noch arbeitsunfähig macht. Vom Bundesministerium für Arbeit wurde gemeinsam mit der Europäischen Union 2006 das sog. „Equal-Program" auf den Weg gebracht, um benachteiligten Menschen einen Weg in den ersten Arbeitsmarkt zu öffnen. Unter der Schlagzeile „Dachdecker mit Diabetes" berichtete die Süddeutsche Zeitung davon und von einer gelungenen individuellen Lösung (SZ vom 16. Mai 2006, S. 22):

Arbeitsmarkt für benachteiligte Menschen öffnen

Gefährlicher Arbeitsplatz mit Diabetes

Der Job von Herrn S., Arbeiter, bestand darin, Schornsteine abzureißen. Als er die Diagnose „Diabetes" erhielt, arbeitete er typischerweise an der Spitze der Schornsteine. Sowohl die Kollegen als auch sein Chef haben ihn in dieser Situation sehr unterstützt: sie haben zum Beispiel einzelne Backsteine aus dem Kamin herausgebrochen, um auf dem Weg nach oben Traubenzuckerdepots anzulegen für den Fall einer Hypoglykämie. Letztlich haben dann alle gemeinsam mit dem Rat des Arbeitsmediziners eine noch bessere individuelle Lösung gefunden: Herr S. steuert inzwischen den Bagger, mit dem er den Schutt der Schlote wegräumt.

Zusammenfassung

Menschen mit Diabetes sind in vielen Berufen gern gesehene Mitarbeiter, da sie durch den Umgang mit ihrer chronischen Krankheit gelernt haben, sich diszipliniert zu verhalten. Gut geschulte Diabetiker weisen auch keine längeren Arbeitsausfallzeiten auf als Stoffwechselgesunde. Andererseits gibt es für Menschen mit Diabetes ungeeignete Arbeitsplätze, z.B. Arbeiten in Wechselschicht oder Arbeit unter Exposition von starker Hitze (Feuerwehr-Angriffstrupp) oder Überdruck, oder als Taucher. Es ist meist nicht gewährleistet, dass ein Mensch mit Diabetes lebenslang seinen Beruf ohne Benachteiligung ausüben kann. Die Diabetes-Fach- und Selbsthilfe-Organisationen geben vielfältige Informationen und Hilfestellung für diesen Problembereich.

2.7 Integration der Ebenen: Ein bio-psycho-soziales Modell

Gelungenes Selbst- management ermöglicht eine gute Stoffwechsel- einstellung

Wenn alle Einflussfaktoren auf ein Leben mit Diabetes mellitus zusammenfassend gewichtet werden sollen, ist die Lebensqualität von Menschen mit Diabetes die entscheidende Zielvariable. Die grundlegende Voraussetzung für eine hohe Lebensqualität wiederum ist ein gelungenes Selbstmanagement, durch das eine gute Stoffwechseleinstellung erreichbar ist, und das dazu beiträgt, sowohl Komplikationen als auch Folgeerkrankungen weitgehend vermeiden bzw. hinausschieben zu können. Nicht alle weiteren Faktoren treffen für beide Diabetesformen in gleichem Maße zu. Unterschiede bestehen vor allem bei den Annahmen zur Entstehung der beiden Diabetesformen.

Im Modell berücksichtigt sind auch Faktoren, die das Individuum nicht beeinflussen kann, z. B. genetische Faktoren oder Einflüsse, die man (noch) nicht kennt. Gesellschaftliche Gegebenheiten und Umwelteinflüsse spielen ebenfalls eine Rolle. Auf individueller Ebene wird die Qualität des Selbstmanagements sowohl durch Personfaktoren als auch durch soziale Faktoren moduliert.

2.7.1 Lebensqualität als Zielvariable

Mit Recht kritisierten Betroffene und Therapeuten die Fokussierung auf medizinische Daten als Maß für einen guten Umgang mit Diabetes: Die jeweils erreichte Lebensqualität darf nicht aus dem Blick verloren werden. Der heute bevorzugte Therapieansatz der intensivierten Therapie ermöglicht der betroffenen Person ein hohes Maß an Flexibilität in ihrem Alltag, bei der körperlichen Aktivität und Ernährung, und wird daher in der Regel als eine Verbesserung der Lebensqualität empfunden. Als Maß für einen Therapie- oder Trainingserfolg haben sich Veränderungen der Lebensqualität als erkennbar sensiblere Parameter als gesundheitsbezogene Maße erwiesen. Studien belegten z. B., dass die Lebensqualität von Erwachsenen mit Diabetes sich durch körperliche Aktivität und angemessene soziale Unterstützung verbessert.

Was verbessert die Lebens- qualität?

Eine umfangreiche internationale Studie (DAWN Studie: Diabetes Attitudes, Wishes and Needs, Rubin et al., 2006) erhob weltweit Daten bei mehr als 5.000 Patienten, bei Ärzten und Krankenschwestern, um die Sichtweisen der Betroffenen und mit ihnen arbeitenden Berufsgruppen zu erfassen und dadurch eine Diabetesbehandlung mit einer guten Lebensqualität zu ermöglichen. Von den Patienten berichtetes Wohlbefinden, die Qualität des Selbstmanagements und die Diabeteseinstellung wurden in Relation zu Personvariablen (wie Alter, Geschlecht, Bildung) und Zugang zur krankheitsspezifischen Versorgung innerhalb des jeweiligen Gesundheitssystems betrachtet. Zwischen den untersuchten Ländern (z. B. USA, Deutschland, Polen, Indien, Japan) gab es erwartungsgemäß große Unterschiede in der Verfügbarkeit von Diabetesteams und in der Arzt-Patient-Kommunikation, aber auch in der Qualität der Diabeteseinstellung.

Die Patienten aus den USA berichteten zwar die höchste Inanspruchnahme der medizinischen Versorgung, schnitten aber in allen subjektiven Angaben am schlechtesten ab: Sie litten am meisten unter der Belastung durch den Diabetes, sie hatten den Diabetes schlechter im Griff, hatten mehr Symptome von Hyperglykämie etc. Über alle Länder hinweg war die Qualität der Arzt-Patient-Kommunikation (leichter Zugang zum Betreuer, Zeit zum Gespräch etc.) der beste Prädiktor für positive Patientenberichte.

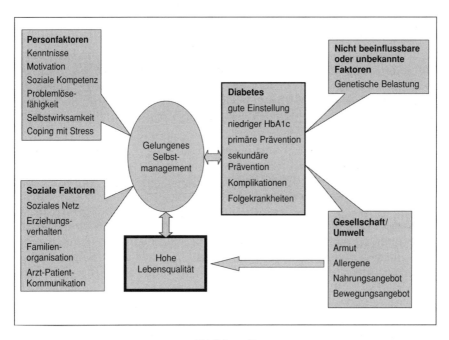

Abbildung 3:
Störungsmodell zum Einfluss psychosozialer Faktoren auf Selbstmanagement und Lebensqualität bei Diabetes

2.7.2 Psychosoziale Einflüsse auf die Qualität der Stoffwechseleinstellung

Die vielzitierte große Studie „Diabetes Control and Complications Trial" (DCCT, 1993) belegte eindrucksvoll, dass eine gute (Selbst-)Behandlung mit normnaher Stoffwechseleinstellung das Auftreten von Komplikationen und Folgeerkrankungen bei Typ-1-Diabetes verhindern bzw. verzögern kann. Das Ziel dieser Studie, einen angemessenen Weg der intensiven Diabetestherapie sowie erfolgreiche Wege der Vermittlung und Motivation für die Patienten zu finden, wurde in sehr hohem Maße erreicht. Im ersten Studienjahr nahmen 97 % der mehr als 20.000 Studienpatienten genau nach Plan an den Sprechstunden teil, 84–90 % maßen regelmäßig selbst ihre Blutglukose, 96 % füllten jedes Jahr die umfangreichen Studienunterlagen aus. Obwohl sich die Studie über 6,5 Jahre erstreckte, blieben 97 % der Teilnehmer für die Anforderungen motiviert.

**Gute Ergeb-
nisse großer
Studien nicht in
den Alltag über-
tragbar**
Die Alltagserfahrungen von Diabetesbehandlern sehen hingegen nicht so rosig aus. Glasgow und Kollegen (1999) beklagen, dass das positive Ergebnis der DCCT „Gute Stoffwechselkontrolle ist das Entscheidende" sich nicht auf die alltägliche Versorgung von Diabetikern übertragen lässt, weil die in der Studie angewendeten Verhaltensstrategien nicht generalisierbar sind: So bekamen z. B. die jeweiligen Teilnehmer individualisierte intensive Unterstützung bei ihrer Behandlung, und wurden mit Hilfe eines Problemlöseansatzes für Angelegenheiten ihres Alltags beraten. Eine individualisierte Beratung kann z. B. berücksichtigen, dass die einzelnen Verhaltensanforderungen der Selbstbehandlung unabhängig voneinander mehr oder weniger erfüllbar sind. Die meisten Patienten finden es im Alltag am schwierigsten, auf die richtige Auswahl und Menge der Nahrung zu achten, während sie die Insulin-Medikation weniger belastend finden und auch tatsächlich durchführen. Einschränkend ist anzumerken, dass die Patienten zwar in der Regel das Insulin spritzen, jedoch die Anpassung der Menge oft nur ungenau ausführen.

**Warum ist
ein Patient
„schwierig"?**
Wenn der Behandler einen zu hohen HbA1-Wert zu sehen bekommt, weiß er also nur, dass etwas an der Selbstbehandlung nicht in Ordnung ist, jedoch nicht, wo genau das Problem liegt. Eine solche Situation führt oft dazu, dass der Patient als „nicht kompliant" oder als „schwierig" eingestuft wird. Gefördert wurden solche Patienten-„Verurteilungen" dadurch, dass aufgrund der DCCT-Ergebnisse die gute Stoffwechseleinstellung (definiert über einen möglichst normnahen, niedrigen HbA1-Wert) von Krankenkassen und Ärzten als das oberste Ziel der Behandlung festgelegt wurde.

Die wechselseitigen Beziehungen zwischen psychosozialen Gegebenheiten und der Qualität der Stoffwechseleinstellung sind außerordentlich komplex. Die drastischen Veränderungen der medizinischen Therapie haben in den letzten 20 Jahren zwar die Problemschwerpunkte verschoben (z. B. geht es kaum noch darum, feste Essenszeiten einzuhalten, Probleme mit Spritzenphobien sind durch die neuen Geräte sehr selten geworden), jedoch spielen für ein gutes Selbstmanagement dieselben psychologischen Faktoren eine Rolle wie früher.

42

Gute Voraussetzungen für erfolgreiches Selbstmanagement bei Diabetes
– gute Arzt-Patient-Kommunikation – hinreichendes diabetesspezifisches Wissen – günstige soziale Gegebenheiten (Familie und andere Quellen der Unterstützung) – emotionales Wohlbefinden und Motivation zur Selbstfürsorge – persönliche Fähigkeiten wie hohe Selbstwirksamkeitsüberzeugungen, Problemlöse- und Copingfähigkeiten – soziale Kompetenz – angemessenes Selbstbild – Bereitschaft zur Veränderung

Delamater und Kollegen (2001) berichten, dass ein hohes Maß an Selbstwirksamkeit (self-efficacy) sowie ein geringes Maß an Hilflosigkeit mit guter Stoffwechseleinstellung assoziiert sind. Folgende Maßnahmen erhöhen die Selbstwirksamkeit und verbessern damit die Diabeteseinstellung (Review von Krichbaum et al., 2003): **Die Rolle der Selbstwirksamkeit**

– Die Menschen mit Diabetes werden in ihre Selbstbehandlung involviert,
– sie erhalten Anleitung zu aktivem Lernen über die Krankheit,
– die Gefühle, die sie gegenüber ihrer Krankheit haben, werden berücksichtigt,
– sie erhalten praktische Unterstützung beim Erwerb der notwendigen Behandlungsfertigkeiten, damit sie selbst für ihre Gesundheit sorgen können.

Spezifische Überzeugungen, die z. B. die Bedrohlichkeit des Diabetes betreffen, die persönliche Vulnerabilität für Komplikationen oder die gute Wirksamkeit der Therapie, beeinflussen nachweislich ebenfalls die Güte der Selbstbehandlung und der Stoffwechseleinstellung. Sie werden in der Gesundheitspsychologie am häufigsten innerhalb des sog. „Health belief"-Modells erfasst. Das Modell geht davon aus, dass die Überzeugungen (beliefs) der Person einen größeren Einfluss auf ihr Gesundheitsverhalten ausüben als der objektive Schweregrad der Erkrankung. Abbildung 4 veranschaulicht am Beispiel einer Person mit Diabetes, welche Überzeugungen das Verhalten leiten können.

2.7.3 Soziale Gegebenheiten

Bei Kindern mit Diabetes spielen familiäre Faktoren eine große Rolle für die Stoffwechseleinstellung. Positive Einflüsse wurden berichtet in Verbindung mit **Auswirkung von Familienfaktoren**

– niedrigem Ausmaß familiärer Konflikte,
– hohem Maß an Familienorganisation und Zusammenhalt (Kohäsion),

43

- gutem Kommunikationsstil,
- angemessenem Engagement sowohl der Eltern als auch der Kinder beim Diabetesmanagement.

Als Ursachen für eine extrem schlechte Stoffwechseleinstellung (HbA1 > 11 %) ermittelte Lange (1997) therapeutische Defizite durch Überforderung des Kindes, z. B. als Waise, intellektuelle Defizite bei Jugendlichen, schwere chronische Zweiterkrankungen wie Tumore, Rheuma, Asthma bis hin zur Therapieverweigerung aus religiösen Gründen durch die ganze Familie.

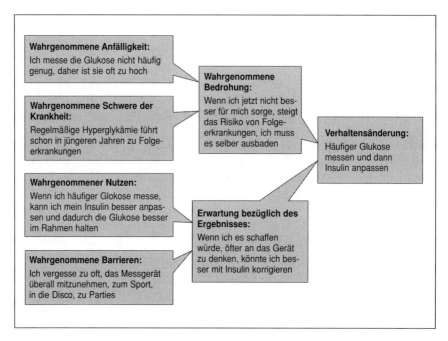

Abbildung 4:
Beispiel für ein Health belief-Modell

2.7.4 Umgang mit Stress

Stress fördert Manifestation von Typ-2-Diabetes

Tierexperimentelle Befunde sowie Daten aus der Hoorn-Studie (Mooy et al., 2000) deuten darauf hin, dass Stress einen manifestationsfördernden Faktor für Typ-2-Diabetes darstellt. In einer großen repräsentativen Stichprobe von erwachsenen Amerikanern, von denen 4,8 % eine Diabeteserkrankung berichteten, ging das Vorliegen eines Diabetes mit einer signifikant höheren Rate an berichtetem emotionalen oder körperlichen Missbrauch einher (Goodwin & Weisberg, 2002).

Sowohl von den Betroffenen selbst als auch von Forschern wird überdies in Betracht gezogen, dass durch akuten oder chronischen Stress die Selbstbehandlung und damit die Stoffwechsellage verschlechtert werden kann. Grundsätzlich kann die Beeinträchtigung auf zwei Wegen erfolgen:
- Die Person ist durch belastende Ereignisse in der Qualität der Selbstfürsorge eingeschränkt.
- Veränderungen der Stresshormone wirken direkt auf den Glukosespiegel.

Trotz zahlreicher Forschungsbemühungen, deren negative, d. h. nicht den Hypothesen entsprechende Ergebnisse oft gar nicht veröffentlicht wurden, ließ sich eine direkte physiologische Wirkung von Stresshormonen auf den Glukosespiegel bisher nicht belegen. Sowohl in experimentellen Stresssituationen als auch bei der Erfassung von Stress im Alltag der Probanden ergab sich kein klarer Zusammenhang: Akuter Stress kann bei derselben Person zu einem Anstieg oder Abfall der Glukose führen. Auch nach Berücksichtigung zusätzlicher Parameter – wie z. B. der Intensität und Art des Stressors – waren die Glukoseveränderungen nicht vorhersagbar (idiosynkratische Stresseffekte).

Scheinbar für direkte Stresseffekte auf den Glukosespiegel sprechende Forschungsbefunde lassen sich einfacher mit einem veränderten Verhalten der untersuchten Personen erklären. Nach dem verheerenden Erdbeben 1998 in der japanischen Stadt Kobe wurden Diabetespatienten aus dieser Stadt mit Patienten aus der weniger von der Naturkatastrophe betroffenen Stadt Osaka verglichen. Sowohl die Intensität der subjektiven Stresseinschätzungen als auch der HbA1-Wert als Maß der Diabeteseinstellung waren bei den Patienten aus Kobe nach dem Erdbeben erhöht im Vergleich zu vorherigen Werten, und ebenso im Vergleich zur Kontrollgruppe.

Zusammenfassung

Die Qualität der Stoffwechseleinstellung im Verlauf des Diabetes wird in hohem Maße von psychosozialen Faktoren bestimmt. Weil in den vergangenen 20 Jahren die tägliche Diabetesbehandlung fast ausschließlich in die Hände und Verantwortlichkeit der betroffenen Person übergegangen ist, beeinflussen Motivation, Einstellungen, Kompetenzen und Lebenssituation der Person quasi automatisch – d. h. auch oft ungewollt und unbemerkt – den praktischen Umgang mit den Behandlungsanforderungen. Die Stoffwechseleinstellung ist besser, wenn die Person die Krankheit akzeptiert hat, wenn sie gut motiviert ist, für sich selbst zu sorgen, wenn sie gut mit Stress umgehen kann, wenn sie sozial unterstützt wird und wenn sie mit Diabetes ein gutes zufriedenes Leben führen kann.

3 Diagnostik

3.1 Indikation zur Psychotherapie

Alle Fachleute gehen davon aus, dass ein hoher Anteil von Diabetespatienten unter psychischen Problemen leidet, die behandlungsbedürftig sind, weil sie die Selbstbehandlung beeinträchtigen (Jacobson, 1996). Für den Hausarzt oder den Diabetologen sind diese Probleme meist nicht ersichtlich bzw. nicht einzuordnen. Ein Grund dafür besteht darin, dass die betroffenen Patienten mit dem Arzt nicht über ihre Gedanken und Gefühle sprechen, sondern dass sie im Wesentlichen bei ihm als dem kompetenten medizinischen Berater Unterstützung für ihre Selbstbehandlung suchen. Diese Einschränkung betrifft mehr oder weniger das gesamte *Diabetesteam*.

Diabetesteam als erster Ansprechpartner

Zum Diabetesteam gehören neben Hausarzt und Facharzt (Diabetologe) insbesondere die Diabetesberater, die in Kliniken und Praxen wesentlich den direkten Kontakt mit den Patienten in der Versorgung und Schulung pflegen. Gerade diese Berufsgruppe berichtet häufig von sie überfordernden psychologischen Fragen der Patienten. Im folgenden Text unterscheide ich nicht zwischen den mit den Diabetespatienten arbeitenden Berufsgruppen, und spreche daher häufig vom „Diabetesteam", dem in Deutschland in der Regel kein Psychologe angehört. Um als anerkannte Diabeteseinrichtung zertifiziert zu werden, ist in Deutschland jedoch ein Liaisondienst eines Psychologen vorgesehen.

Die Indikation zur Psychotherapie kann sowohl von der Seite des Diabetesteams als auch von der Seite des Patienten auf Hindernisse stoßen.

3.1.1 Die Seite des Diabetesteams: Von der Compliance zum Empowerment

Compliance. Schlechtes Selbstmanagement resultiert in erheblichen Einbußen an Lebensqualität durch Probleme in körperlichen, emotionalen und sozialen Bereichen. Aus Forschungsergebnissen zu den Konsequenzen von „Fehlverhalten" (z. B. zu hohe Glukose haben, rauchen, Insulineinheiten falsch berechnen) lässt sich ein Verhaltenskodex ableiten, an dem sich die Patienten aus Sicht der Fachleute orientieren sollten, d. h. dessen Vorgaben sie gehorchen sollten. „Compliance" erfasst das Ausmaß der Befolgung ärztlicher Ratschläge. Die realen Verhaltensweisen der Patienten weichen jedoch erheblich von den Vorgaben der Fachleute ab (Doherty et al., 2000). Die höchsten Compliance-Raten (70–80 %) werden von der Medikation berichtet, bei körperlicher Aktivität wird das erwünschte Ausmaß nur in

Compliance-Begriff nicht mehr nützlich

weniger als 30 % der Fälle erreicht. Insbesondere bei präventiven, komplexen und lebenslang erforderlichen Verhaltensmustern besteht eine große Kluft zwischen Ideal und Wirklichkeit.

Das Abrücken vom Compliance-Begriff erfolgte auch in der psychologischen Fachliteratur erst in den letzten Jahren. Reinecker (in Petermann, 1995) sieht noch keinen Widerspruch darin, das Ziel der Compliance-Verbesserung innerhalb des Selbstmanagementansatzes zu verfolgen. Letztlich führte die Ablehnung der Betroffenen (die oft im Beruf Fachleute für Diabetes sind), „folgsam" zu sein, zu neuen Konzepten der Arzt-Patient-Beziehung.

Adherence (Einhalten von Vorgaben). Der patientenzentrierte Ansatz innerhalb der Medizin versucht alle Lebensbereiche der betroffenen Person zu berücksichtigen. Oft spielen z. B. Probleme am Arbeitsplatz oder in sozialen Beziehungen eine weitaus wichtigere Rolle für die Person als das Bemühen um eine gute Stoffwechseleinstellung. Das Diabetesteam kann folglich nicht davon ausgehen, dass jede Person mit Diabetes ihre Lebensenergie vor allem auf ihre Gesunderhaltung verwendet und sich „compliant" verhält. Der Begriff der „adherence" beinhaltet die aktive und bewusste Entscheidung des Patienten, den Vorschlägen des Arztes zu folgen. Obwohl mit dieser begrifflichen Neufassung eine stärkere Selbstbestimmung in der Zusammenarbeit mit dem Diabetesteam betont wird, erschien die Rolle des Patienten selbst noch nicht hinreichend gewürdigt.

Adherence drückt stärkere Patientenzentrierung aus

Empowerment und Selbstmanagement. Anderson und Mitarbeiter (2000) begannen, das Konzept des „Empowerment (Stärkens)" – es gibt keine geläufige deutsche Übersetzung – innerhalb der Diabetes-Community zu propagieren. Sie gehen von dem Grundgedanken aus, dass die Betroffenen selbst überwiegend die Behandlungsentscheidungen im Alltag treffen, und dass sie auch selbst die Konsequenzen zu tragen haben. Akzeptiert man diese Überlegung, bekommen der Patient und das Diabetesteam andere Aufgaben und Rollen zugeschrieben als in einer herkömmlichen Arzt-Patient-Beziehung:
- Der Patient übernimmt mehr Verantwortung und eigenständiges Handeln.
- Der Arzt/das Diabetesteam unterstützt die Betroffenen mit Sachverstand, Schulung und psychologischen Maßnahmen.

Empowerment um den eigenen Weg zu finden

„Empowerment" beschreibt dabei einen Prozess, in dem Patienten sich dahin entwickeln, ihre eigenen Angelegenheiten selbstständig zu regeln (Hirsch, 2002). Zu ähnlichen Schlussfolgerungen kommen die Vertreter des Selbstmanagementansatzes, der aus der modernen Verhaltenstherapie nach der kognitiven Wende stammt (Kanfer et al., 1990). Die Herausforderung für das Diabetesteam besteht darin, jeden Patienten dabei zu unterstützen, seinen eigenen besten Weg der Behandlung zu finden („Hilfe zur Selbsthilfe"). Der Patient wird bei seinen Veränderungsbemühungen als gleichberechtigter Partner angesehen. Es liegt auf der Hand, dass die „Philosophie", die hinter diesen neuen Konzepten steckt, auf Seiten der Fachleute mehr Veränderung erfordert als nur eine neue Gesprächstechnik zu erlernen.

3.1.2 Die Seite des Patienten

Widerstand gegen Psychotherapie Barrieren bei der Indikation zur Psychotherapie von Seiten der Patienten entstehen dadurch, dass sie es von Anfang an gewohnt sind, die Diabetesbehandlung als Anforderung selbstverständlich neben allen beruflichen, familiären und persönlichen Aufgaben zu erfüllen. Schwierigkeiten bei dieser Häufung von Aufgaben, die sich z. B. in Stoffwechselentgleisungen ausdrücken, erscheinen ihnen geradewegs als normal. Keiner der Beteiligten würde in dieser Situation zunächst den Rat eines Psychologen suchen.

Erst bei einschneidenden Lebensereignissen oder bei länger anhaltenden Problemen, eine gute Stoffwechseleinstellung zu erreichen, pflegen die Diabetesbehandler eine psychologische Diagnostik anzuraten, die oft zunächst beim Patienten auf Widerstand stößt („Ich bin doch richtig im Kopf!"). Obwohl ein Psychologe als notwendiges Mitglied jedes Diabetesteams angesehen wird (und in manchen Ländern auch ist), ist diese Konstellation in Deutschland eher die Ausnahme, der Psychologe ist nicht „vor Ort". Der Patient hat folglich die typische Hürde zu überwinden, bei einem niedergelassenen Psychotherapeuten (der sich günstigenfalls mit Diabetes auskennt) einen Erstgesprächstermin zu erhalten. An dieser Hürde scheitern bereits viele chronisch kranke Patienten.

Diabetespatienten, die den Weg in eine Psychotherapiepraxis finden, leiden in der Regel schon lange unter ihren Problemen. Sie sind meist gut motiviert oder motivierbar für eine Therapie – selbst wenn der Arzt sie **Gute Informationsmöglichkeiten über Medien und Internet** „geschickt" hat. Durch die Medien und vor allem das Internet sind die Patienten unter Umständen erstaunlich gut informiert, was sie in einer Psychotherapie erwartet bzw. was sie sich von einer Behandlung versprechen können. Auch die Therapeutensuche wird mehr und mehr über das Netz erfolgen (vgl. auch Anhang, S. 107).

3.1.3 Standardisierte Diagnostik

Die Diagnostik orientiert sich an den Kategorien des ICD-10 (Dilling et al., 1991, ersatzweise des DSM-IV, Saß et al., 1998). Als Gesprächsleitfaden liegen dafür Verfahren wie das DIPS (Schneider & Margraf, 2006)

48

vor. Übergeordnetes Ziel eines ersten Gespräches sollte immer der Aufbau einer tragfähigen Therapeut-Patient-Beziehung sein.

Ergänzend ist eine Fragebogendiagnostik sinnvoll. Zur knappen Erfassung der Lebensqualität bei Diabetes steht der PAID (Problem Areas in Diabetes, Welch, 1997) auch in deutscher Übertragung zur Verfügung (Übersicht bei Delamater et al., 2001). Je nach Verdachtsdiagnose empfiehlt sich die Verwendung eines Depressionsfragebogens (z. B. BDI, Beck Depressionsinventar, Hautzinger et al., 1994) oder von standardisierten Fragebogen zu Ängsten. Allerdings muss ein Fragebogenwert unbedingt mit den Ergebnissen einer strukturierten Interviewdiagnostik zusammengeführt werden. In einer Effizienzstudie zu einem Trainingsprogramm gab es bei über 300 Patienten mit Hypoglykämie-Problemen auffällig viele Depressionsfragebogen (BDI) mit 0 Punkten (Fehm-Wolfsdorf & Peters, 2005). Diese Beobachtung kann als ein beträchtliches Ausmaß an Dissimulation gewertet werden. Gerade Menschen, die über Jahrzehnte mit größter Disziplin ihre Diabeteserkrankung gut bewältigt haben, gestehen sich depressive Gefühle („schlapp machen") nicht zu.

Gespräch und Fragebogen

In wissenschaftlichen Untersuchungen sind eine Vielzahl von Fragebogen zur Lebensqualität von Diabetikern, zu ihrem diabetesspezifischen Wissen (Diabetes-Wissens-Test Typ 1, Roth et al., 1989), ihren Einstellungen („health beliefs"), der wahrgenommenen Kontrolle über die Erkrankung, sowie zur Qualität der Selbstbehandlung und anderen Faktoren etabliert. Eine gründliche Übersicht dazu findet sich bei Bradley (1996). Für die Einzelfalldiagnostik in der klinischen Praxis werden diese diabetesspezifischen Fragebogen eher in Ausnahmefällen Einsatz finden.

3.2 Verhaltenseinflüsse bei Diabetes

Die Diabetesdiagnose und die erforderliche Selbstbehandlung greifen in alle Lebensbereiche der betroffenen Person ein. Daher können auch psychische Störungen, die die diagnostischen Kategorien des ICD-10-Kapitels F nicht hinreichend erfüllen, die Entstehung und den Verlauf einer körperlichen Erkrankung (hier: Diabetes mellitus) in einem Ausmaß von Krankheitswert beeinflussen. Dem trägt die ICD-10 mit der folgenden Kategorie Rechnung:
– *F54 psychische Faktoren oder Verhaltenseinflüsse bei andernorts klassifizierten Krankheiten (hier Diabetes mellitus).*

Die damit gemeinten psychischen Störungen sind gewöhnlich leicht und lang anhaltend (wie z. B. Sorgen, emotionale Konflikte, ängstliche Erwartungen). Mittels der Verhaltensanalyse können Faktoren identifiziert werden, die dem Patienten in verschiedenen Lebensbereichen – wie auch bei der Diabetesselbstbehandlung – Schwierigkeiten bringen.

Fallbeispiel: Verhaltensanalyse bei mangelndem Selbstwirksamkeitsgefühl

Ausgehend von der lebensgeschichtlichen Entwicklung von Frau Adler war es offensichtlich, dass sie schon früh sehr viel Verantwortung für andere übernahm, jedoch trotzdem zu wenig Anerkennung bekam. Daraus resultierte ein mangelhaftes Selbstwertgefühl. Eigene Strategien zur Selbstverstärkung zu erwerben war ihr bis heute nicht möglich.

Typische Situation (S): Im Computerkurs sitzt die arbeitslose Patientin am PC und versteht nicht, was der Dozent gerade gesagt hat/an die Tafel geschrieben hat. Je mehr sie sich bemüht, umso weniger klappt es. Sie denkt: „Wenn du jemals wieder einen Job bekommst und dich auch so hirnlos zeigst, bist du den Job noch vor der Probezeit wieder los".

Körperliche Ebene (O): Unruhe, Tränen, tiefe Verzweiflung.

Reaktion (R): Symptome ignorieren, weinen, etwas trinken, in andere Unterlagen schauen, Kaugummi kauen, den Mitschülerinnen zuschauen.

Konsequenz (C): Durch innere Flucht aus der Situation erfolgt negative Verstärkung aufgrund einer Unterbrechung der unangenehmen körperlichen und gedanklichen Symptomatik (kurzfristig, C^-). Feststellung und Antizipation des eigenen Versagens in ähnlichen Situationen, Erfahrung von Unzulänglichkeit und Selbstinsuffizienz, Schlussfolgerung, nicht selbstwirksam zu sein (langfristig, C^-), damit verbunden eine massive depressive Selbstregulation. „Ich fühle mich dumm und unfähig, weil ich nicht in der Lage bin, etwas alleine zu erarbeiten, und schäme mich dafür".

Die Auswirkungen dieser Einstellung auf die Diabetesselbstbehandlung bestanden z. B. darin, dass Frau Adler den Aufgaben von außen Vorrang vor der Fürsorge für sich selbst einräumte, und dadurch immer wieder Stoffwechselentgleisungen (Hypo- und Hyperglykämie) ausgesetzt war, die sie sich dann wiederum zum Vorwurf machte.

3.3 Diabetesspezifische Probleme

Die Diagnose „Diabetes mellitus" bei sich selbst und vor allem bei einem eigenen Kind kann zu einer das Leben beeinträchtigenden psychischen Reaktion führen, die per se nicht andere Diagnosekriterien erfüllt. Dafür steht die folgende Diagnose zur Verfügung:
– *F43.2 Anpassungsstörung.*

Anpassungsstörungen entstehen im Rahmen eines notwendigen Anpassungsprozesses nach einer entscheidenden Lebensveränderung, nach belastenden Lebensereignissen wie auch nach körperlichen Erkrankungen. Die Anpassungsstörung wird zwar ausgelöst von einer identifizierbaren psychosozialen Belastung, die aber kein außergewöhnliches oder katastrophales Ausmaß erreicht. Die Symptome beginnen innerhalb eines Monats. Das vorherrschende Erscheinungsbild der Symptome wird in der Kategorisierung der Diagnose an letzter Stelle erfasst.

Vorgegebene Kategorien sind:
– eine kurze depressive Reaktion (nicht länger als einen Monat, F43.20),
– eine längere depressive Reaktion (nicht länger als zwei Jahre, F43.21),
– Angst und depressive Reaktion gemischt (F43.22),
– vorwiegende Beeinträchtigung anderer Gefühle (F43.23),
– vorwiegende Störung des Sozialverhaltens (F43.24),
– gemischte Störung von Gefühlen und Sozialverhalten (F43.25),
– sonstige vorwiegend genannte Symptome (F43.28).

Depressive Reaktion von Müttern diabetischer Kinder

Etwa 50 % der Mütter, bei deren Kindern Diabetes diagnostiziert wird, zeigen eine depressive Reaktion, die mit Schuldgefühlen („Was habe ich falsch gemacht?") und Ängsten bezüglich der Entwicklung ihres Kindes einhergeht. Wenn die erste Schulung für Eltern und Kinder die Anpassungsstörung nicht hinreichend mildern kann, und die Reaktion der Mutter die Anpassungsfähigkeit des Kindes zu beeinträchtigen droht, ist eine Psychotherapie indiziert. Es ist gut, wenn die Mutter sich bewusst Unterstützung sucht – sei es von Familie und Freunden oder von einem Therapeuten – um das Kind nicht durch überzogene eigene Befürchtungen und Sorgen zu belasten.

Ein weiterer typischer Auslöser für Anpassungsprobleme ist das erste (oder deutlich beeinträchtigende) Auftreten von Folgeerkrankungen bei Typ-1-Diabetes. Gerade „erfolgreiche" Patienten, die sich jahrzehntelang um eine gute Stoffwechseleinstellung bemüht haben, können z. B. schwer verkraften, dass sie nun doch nicht mehr lesen, fernsehen und Auto fahren können, weil sie eine Makulopathie entwickelt haben.

Verhalten und Gedanken bei Hypoglykämie-Angst

Die *Angst vor Unterzuckerungen* (Hypoglykämie-Angst) ist bei Menschen, die sich mit Insulin behandeln, ein weit verbreitetes Phänomen. Da Unterzuckerungen unangenehm und gefährlich sind, ist diese Angst zunächst realistisch und angemessen. Zur Quantifizierung der Hypoglykämie-Angst kann der „Hypoglycemia Fear Survey" (HFS, Irvine et al., 1996) verwendet werden. Er umfasst Items, die die Häufigkeit von Vermeidungsverhalten und ängstlichen Gedanken skalieren. Beispiele für ängstlich vermeidendes Verhalten:
– das Reisen einschränken,
– täglich mehr als 6 Blutglukosemessungen durchführen,
– die Glukose über 140 mg/dl halten,
– die körperlichen/sportlichen Aktivitäten einschränken.

Die Sorgengedanken können z. B. beinhalten
- in der Öffentlichkeit ohnmächtig zu werden,
- dumm oder betrunken zu erscheinen,
- sich oder die Freunde bei einem gesellschaftlichen Anlass in Verlegenheit zu bringen,
- sich oder andere unabsichtlich zu verletzen.

Angst vor Unterzuckerung

Frau Lackmann, 36 Jahre alt, Typ-1-Diabetes seit 24 Jahren, konnte sehr gut nach der Blutglukosemessung berechnen, wie viele Einheiten kurzwirksames Insulin nötig wären, um den Glukosespiegel in den erwünschten Bereich zu senken. Da sie jedoch die Vorstellung, am Arbeitsplatz, beim Einkaufen, beim Bummeln oder bei einem Termin mit den Kindern durch eine Unterzuckerung handlungsunfähig zu sein, als äußerst aversiv empfand, spritzte sie grundsätzlich vor Verlassen des Hauses zwei Einheiten Insulin weniger als die berechnete Menge. Durch dieses angstgesteuerte Verhalten hatte sie schon seit geraumer Zeit einen zu hohen HbA1c-Wert, und dadurch ein erhöhtes Risiko für Folgeerkrankungen.

3.4   Komorbide psychische Störungen

Leitlinien der Deutschen Diabetesgesellschaft

Die Deutsche Diabetesgesellschaft (DDG) hat zu allen Bereichen der Diabetesbehandlung Evidenzbasierte Leitlinien veröffentlicht. Die Evidenzbasierte Diabetes-Leitlinie DDG „Psychosoziales und Diabetes mellitus" gibt eine hervorragende Zusammenfassung der vorhandenen Befunde zu Diagnostik und Therapie psychischer Störungen bei Diabetes (Herpertz et al., 2003; Aktualisierung: Kulzer et al., 2006). Diese Leitlinien sind die Grundlage meiner Darstellung. Die dort ausgesprochenen Empfehlungen beziehen sich allerdings nur auf Erwachsene.

3.4.1 Diagnostik von Angststörungen

Angststörungen werden nach ICD-10 wie folgt klassifiziert:
- Agoraphobie mit oder ohne Panikstörung (F40.0),
- Soziale Phobie (F40.1),
- Spezifische Phobie (F40.2),
- Panikstörung (F41.0),
- Generalisierte Angststörung (F41.1),
- Angst und depressive Störung gemischt (F41.2),

52

- Zwangsstörungen (F42),
- Posttraumatische Belastungsstörungen (F43.1).

Diese allgemein beschriebenen Angststörungen sind bei Patienten mit Diabetes meist eng mit diabetesbezogenen Themen verknüpft.

Beispiele für Komorbidität von Diabetes und Angststörung

Agoraphobie mit/ohne Panikstörung liegt vor, wenn psychische und vegetative Symptome der Angst vorhanden sind, wenn die Angst sich auf Situationen in geschlossenen Räumen oder öffentlichen Plätzen bezieht sowie ein klares Vermeidungsverhalten in Bezug auf die ängstigende Situation besteht. Bei einer Person mit Diabetes, die berichtet, dass sie sich aus Angst vor einer Hypoglykämie im Kino nur auf Randplätze setze, liegt der Verdacht auf eine Agoraphobie näher als auf Hypoglykämie-Angst.

Auch die Diagnose einer *Sozialen Phobie* setzt das Vorhandensein psychischer und vegetativer Symptome voraus, die in bestimmten sozialen Situationen auftreten, die möglichst vermieden werden. Kern der Sozialen Phobie ist die Angst vor negativer Bewertung durch andere in bestimmten sozialen oder Leistungssituationen. Leidet ein Mensch mit Diabetes unter einer Sozialen Phobie, die sich auf seine Erkrankung bezieht, wird sein Selbstmanagement dadurch beeinträchtigt. Eine typische Problemsituation könnte dabei sein, beim Essen in der Öffentlichkeit zuvor die Blutglukose zu messen und sich Insulin zu spritzen. Einerseits beinhaltet diese Aufgabe, keine Angst vor öffentlicher Aufmerksamkeit zu haben. Andererseits berichten immer wieder Patienten von tatsächlichen (also nicht nur befürchteten) Reaktionen von Tischnachbarn im Restaurant wie etwa „Können Sie sich denn Ihren Schuss nicht anderswo setzen?". Angesichts der Unkenntnis in der Allgemeinbevölkerung über die Erfordernisse der Insulintherapie ziehen es auch heute noch viele Menschen mit Diabetes vor, nur wenige Menschen in ihrem Umfeld über ihre Erkrankung zu informieren und die Behandlung versteckt durchzuführen.

Die Angst bei der *Spezifischen Phobie* beschränkt sich auf ein bestimmtes Objekt oder eine spezifische Situation, die in der Folge vermieden wird. Von Patienten mit insulinpflichtigem Diabetes werden Spritzenphobien berichtet, die durch die Verbesserung der Spritztechnik und des Materials jedoch äußerst selten geworden sind.

Plötzlich und unerwartet auftretende Angstanfälle (Panikattacken) mit starken vegetativen Symptomen sowie ängstlichen Kognitionen charakterisieren die *Panikstörung*. Die Angstanfälle sind an keine bestimmte Situation gebunden, und ziehen in der Regel die Entwicklung einer „Angst vor der Angst" nach sich. Menschen mit Diabetes und einer komorbiden Panikstörung leiden insofern doppelt, als sich die Panikstörung subjektiv nicht von einer Hypoglykämie unterscheiden lässt. Das Symptomspektrum, das aus einer Übererregung des sympathischen Nervensystems resultiert, ist identisch: starkes Herzklopfen, Unruhe, Atemnot, Zittern etc. Die Person weiß die Symptome nicht klar zu deuten, die Differenzialdiagnose ist schwierig. Nur das Messen der Blutglukose direkt in der Paniksituation schafft Klarheit: Ist der Glukosespiegel im normalen Bereich, liegt eine Panikattacke vor. Menschen mit Diabetes denken in der Regel zunächst an eine Hypoglykämie und neigen dann bei Panikattacken zu exzessivem Messen der Glukose bzw. zur Aufnahme schnellwirksamer Kohlehydrate.

Fallbeispiel: Panikstörung oder Hypoglykämie?

Frau A. fuhr mit dem Auto vom Einkaufen nach Hause. Plötzlich hatte sie Herzrasen und einen Schweißausbruch. Da sie eine Unterzuckerung vermutete, fuhr sie an den Straßenrand, aß alles, was sie bei sich hatte (Traubenzucker, Banane, Süßigkeiten) und rief ihren Mann an, dass er sie abhole. In ihrer großen Angst, in einer Unterzuckerung bewusstlos zu werden, hatte sie ihren Blutzucker überhaupt nicht gemessen. Der spätere Messwert zu Hause war überhöht, vermutlich aufgrund der vielen aufgenommenen Kohlenhydrate.

Langanhaltende Angst und Besorgnis verbunden mit motorischer Spannung und vegetativer Übererregbarkeit kennzeichnen die *Generalisierte Angststörung*. Für die Diagnosestellung „Generalisierte Angststörung" ist Bedingung, dass sich die Befürchtungen auf mehrere Lebensbereiche beziehen. Bei einem Patienten, dessen Sorgen und Ängste sich ausschließlich auf den Diabetes beziehen, wäre folglich keine Generalisierte Angststörung zu diagnostizieren, sondern eine Anpassungsstörung.

Bei der *Zwangsstörung* leidet die Person unter sich aufdrängenden Zwangsgedanken, die Angst oder Unbehagen auslösen, und zu Zwangshandlungen (z. B. exzessivem Händewaschen) führen können. Die unangenehmen Gedanken wiederholen sich auch, wenn die Person dagegen ankämpft. Sie selbst kann die Gedanken/Handlungen eindeutig als übertrieben einordnen und leidet darunter, dass sie nicht anders denken/handeln kann. Ein perfektionistischer Umgang mit den Anforderungen der Diabetesselbstbehandlung erfüllt in der Regel nicht die Kriterien für die Diagnose einer Zwangsstörung, kann jedoch durchaus für die Person und ihr Umfeld so problematisch sein, dass eine Behandlung indiziert ist. Für diese Fälle steht die Diagnose „Psychologische Faktoren oder Verhaltenseinflüsse bei Diabetes mellitus" zur Verfügung.

Als Folge einer sehr traumatischen Erfahrung (als Opfer einer Naturkatastrophe oder eines schweren Unfalls, Vergewaltigung oder sexuellem Missbrauch) sind sich aufdrängende Erinnerungen (flash backs) und eine erhöhte Erregbarkeit Anzeichen einer *Posttraumatischen Belastungsstörung*. Die Posttraumatische Belastungsstörung hat für jede betroffene Person große Konsequenzen in vielen Lebensbereichen, sodass mit Sicherheit bei

54

einer komorbiden Posttraumatik die Selbstbehandlung des Diabetes nur eingeschränkt möglich ist. Ausdrücklich ist anzumerken, dass die Manifestation des Diabetes selbst nicht als eine traumatische Erfahrung zu werten ist und die Diagnose „Posttraumatische Belastungsstörung" nicht rechtfertigt.

Zusammenfassung

Es ist im Rahmen der Eingangsdiagnostik jeweils zu prüfen, ob die psychischen Störungen, die ein Patient mit Diabetes berichtet, die Kriterien für eine Diagnose aus den Kapiteln F3 (affektive Störungen) oder F4 (neurotische Störungen) erfüllen. Wenn Sorgen, emotionale Konflikte, ängstliche Erwartungen im Kontext der Selbstbehandlung des Diabetes leichter ausgeprägt sind, als es die spezifischen Diagnosekriterien von F3 oder F4 verlangen, sie aber lang anhaltend und daher behandlungsbedürftig sind, sollten die Diagnosen F43.2 (Anpassungsstörung) oder F54 (Psychische Faktoren oder Verhaltenseinflüsse bei Diabetes mellitus) vergeben werden.

3.4.2 Diagnostik von Depressionen

Die depressive Symptomatik wird entsprechend der internationalen Klassifikation psychischer Störungen (ICD-10 oder DSM-IV) wie folgt klassifiziert:
– Depressive Episode (F32): leichte – mittelgradige – schwere Episode,
– Rezidivierende depressive Störung (F33),
– Anhaltende affektive Störungen (F34),
– Zyklothymie (F43.0),
– Dysthymia (F34.1),
– Sonstige bzw. nicht näher bezeichnete affektive Störungen (F38, F39).

Im Zentrum der Klassifikation steht die depressive Episode, die nach ICD-10 durch folgende Symptome charakterisiert wird:
– *Hauptsymptome:*
  • depressive Stimmung,
  • Interessenverlust, Freudlosigkeit,
  • Antriebsmangel, gesteigerte Ermüdbarkeit.

– *Zusatzsymptome:*
  • vermindertes Denk- und Konzentrationsvermögen,
  • Verlust des Selbstvertrauens und des Selbstwertgefühls,
  • unbegründete Selbstvorwürfe und Schuldgefühle,
  • psychomotorische Agitiertheit oder Hemmung,
  • wiederkehrende Gedanken an Tod, Suizid oder Suizidhandlungen,
  • Schlafstörungen aller Art,
  • Appetit- oder Gewichtsverlust (selten auch Zunahme).

– *Somatische Symptome:*
- Interessenverlust, Verlust der Freude an sonst angenehmen Tätigkeiten,
- mangelnde emotionale Reagibilität auf sonst freudige Ereignisse,
- frühmorgendliches Erwachen,
- morgendliches Stimmungstief,
- deutlicher Appetitverlust,
- Gewichtsverlust,
- deutlicher Libidoverlust.

Die depressive Episode/Störung wird in leichte, mittelgradige oder schwere Depression je nach Anzahl der vorliegenden Symptome unterteilt, weiterhin nach der Art der Symptomatik (Depression mit/ohne somatisches Syndrom) sowie nach der Verlaufsform. Rezidivierende Verlaufsformen können unipolar oder bipolar (manische und depressive Episoden treten alternierend auf) sein.

Die Dysthymia ist eine mildere, aber über mindestens 2 Jahre andauernde Depressionsform.

3.4.3 Diagnostik von Essstörungen

Subklinische Essstörungen beachten

Die Diagnostik von Essstörungen erfolgt im ICD-10 Kapitel F50 mit den Hauptdiagnosen Anorexia nervosa (F50.0) und Bulimia nervosa (F50.2). Die Befundlage zur Komorbidität von Essstörungen und Diabetes ist noch sehr unklar. Viele Aussagen basieren auf Querschnitterhebungen, aus denen man vorsichtig schätzen kann, dass ca. 25 % aller Frauen mit Diabetes zeitweise Störungen des Essverhaltens und der Einstellungen zum Essen haben. Bedeutsamer scheint es zu sein, subklinische Essstörungen zu erkennen und einer Behandlung zuzuführen.

Eine erste Kohortenstudie (Peveler et al., 2005) interviewte 87 Diabetespatientinnen im Alter von 11 bis 25 Jahren (Baseline) und dann wieder nach 8 bis 12 Jahren (Follow-up). Das halbstrukturierte Forschungsinterview orientierte sich an den Diagnosekriterien des DSM-IV. Zum Zeitpunkt der Baseline hatten 8 % der Teilnehmerinnen eine klinisch bedeutsame Essstörung. Insgesamt 26 % der Frauen hatten irgendeine Form von gestörtem Essverhalten in der Vorgeschichte. Diese Teilnehmerinnen gaben *typische Risiko-Verhaltensweisen* an, die nicht für die Diagnose einer Essstörung ausreichen, jedoch auch in anderen Studien gehäuft bei jungen Diabetikerinnen beschrieben werden:
- induziertes Erbrechen,
- Laxantien-Missbrauch,
- bulimische Episoden,
- Reduzieren oder Weglassen von Insulin (insulin omission).

Das Auslassen von Insulininjektionen („dann brauche ich auch nichts zu essen!") ist eine häufig angewandte Maßnahme zur Gewichtskontrolle bei

Diabetikerinnen (mittlere Häufigkeit je nach Studie 5,9 % bis 39 % der untersuchten Gruppe). Je häufiger Frauen das Insulin wegließen, umso schlechter war ihre Diabeteseinstellung, sie hatten mehr Komplikationen, eine schlechtere Selbstbehandlung und empfanden den Diabetes in höherem Maße als Belastung (Polonsky et al., 1994).

Die zitierten Studien belegen eindrücklich Schlussfolgerungen, die bereits von methodisch weniger überzeugenden Arbeiten nahe gelegt wurden:
1. Die kumulative Inzidenz von Essproblemen wächst im jungen Erwachsenenalter noch an, und ist viel höher als aus den Querschnittstudien vermutet.
2. Gestörtes Essverhalten verschlechtert die Stoffwechsellage von jungen Frauen mit Typ-1-Diabetes drastisch: Der HbA1 ist sehr hoch, mikrovaskuläre Schäden, z. B. an den Augen, treten häufig auf, einige Teilnehmerinnen starben im Untersuchungszeitraum.
3. Es besteht ein klarer Zusammenhang zwischen Essproblemen und Insulinmissbrauch, schlechter Stoffwechsellage und der Entwicklung von Komplikationen.

Die Koinzidenz von Anorexia nervosa und Diabetes ist so selten, dass keine Prävalenzangaben vorliegen. Jedoch betonen alle mit Essstörungen und Diabetes befassten Autoren, dass es bei dieser Komorbidität zu einem signifikanten Anstieg der Mortalität kommt (Herpertz et al., 2006). Die Komorbidität von Essstörungen und Typ-2-Diabetes ist bisher wenig erforscht. Insbesondere wurde die Binge-Eating-Störung in Zusammenhang mit Gewichtsproblemen bei Typ-2-Diabetes gesehen, eine erhöhte Prävalenz der Binge-Eating-Störung bei Typ-2-Diabetes konnte aber bisher nicht belegt werden.

Zusammenfassung

Schon subklinische Essprobleme führen bei gehäuftem Vorkommen zu einer extrem schlechten Stoffwechsellage. Insbesondere junge Frauen mit Typ-1-Diabetes neigen zu Manipulationen des Essverhaltens. Dadurch erhöht sich das Risiko für Folgeerkrankungen, z. B. für eine diabetische Mikroangiopathie und Retinopathie, schon nach relativ kurzer Diabetesdauer.

3.4.4 Weitere Störungen

Das Gegenteil der Unterversorgung mit Insulin wird ebenfalls immer wieder praktiziert: Durch *überhöhte Insulindosen* bringen sich Patienten in schwere Unterzuckerungen bis hin zum Suizid. Im Sinne von F55 (Missbrauch nicht abhängigkeitserzeugender Substanzen) kann der Patient durch

Suizidgefahr mit Insulinexzess

57

dieses Verhalten versuchen, die Aufmerksamkeit auf sich zu lenken; er leugnet selbstverständlich seine Beteiligung. Hält das problematische Verhalten des Patienten länger an oder nimmt es einen bedrohlichen Umfang an, muss eine Persönlichkeitsstörung diagnostiziert werden (ICD-10: F68.1: artifizielle Störung).

Die Abhängigkeit von *Alkohol* und *Nikotin* (ICD-10: F10 bzw. F17) stellt als Komorbidität mit Diabetes mellitus eine Erschwerung der Behandlung dar. Zwar treten Alkohol- und Tabakabhängigkeit bei Menschen mit Diabetes nicht häufiger auf als in der Allgemeinbevölkerung, jedoch haben sie massivere Konsequenzen. Beide Abhängigkeiten erhöhen das Risiko für die Manifestation eines Typ-2-Diabetes sowie das Risiko für Folge- und Begleiterkrankungen. Rauchen gilt als bedeutsame Prädiktorvariable für ein schlechtes Selbstbehandlungsverhalten. Tabakabhängige Patienten mit Diabetes haben häufiger eine Komorbidität mit Depressionen. Zu Störungen der Diabetesbehandlung durch Missbrauch anderer Substanzen (Opioide, Cannabinoide, Sedativa, Kokain, Stimulantien, Halluzinogenen, Lösungsmitteln etc.), die auf jeden Fall zu erwarten sind, gibt es keine spezifischen gesicherten Aussagen.

Zusammenfassung

Komorbide psychische Störungen bei Diabetes mellitus bedeuten immer eine Einschränkung der Qualität der Selbstbehandlung, und damit eine Verschlechterung der Stoffwechsellage. Sie müssen daher in jedem Fall behandelt werden. Die Diagnostik orientiert sich an den Methoden der Klinischen Psychologie unter Einsatz von standardisierten Diagnoseinterviews, Fragebogen und einer Verhaltensanalyse. Zusätzlich können standardisierte Erhebungen der Lebensqualität bei Diabetes, des Wissens zu Diabetes oder zu speziellen Fragen der Selbstbehandlung genutzt werden.

---

4 Behandlung: Verfahren und deren Effektivität

4.1 Prinzipien der medizinischen Behandlung

Im Folgenden werden die Prinzipien der medizinischen Behandlung für Typ-1- und Typ-2-Diabetes erläutert.

4.1.1 Typ-1-Diabetes

Typ-1-Diabetes kann derzeit nicht geheilt werden, wenn auch die Heilungshoffnungen vieler Patienten immer wieder genährt werden, z. B. durch erste Versuche der Pankreas-Transplantation. Die Diabetestherapie verfolgt das Ziel einer optimalen Stoffwechseleinstellung, um das Auftreten und das Fortschreiten von Komplikationen und Folgeerkrankungen (vgl. Kapitel 1) zu minimieren. Angemessene Blutglukosewerte beruhen auf einem Gleichgewicht von Nahrungsaufnahme, Bewegung und Insulingaben. Für die Insulinsubstitution stehen Insuline mit unterschiedlich rascher Anflutung und Wirkdauer zur Verfügung.

Typ-1: keine Heilung, lebenslange Behandlung nötig

Ein typisches Behandlungskonzept (Basis-Bolus-Therapie) sieht vor, dass die Gabe eines langwirkenden Insulins als „Basis" der Insulinversorgung kombiniert wird mit mehreren „Boli" eines kurzwirkenden Insulins. Jeder Bolus Insulin soll mit der Menge der bei einer Mahlzeit aufgenommenen Kohlenhydrate abgestimmt sein. Die Selbstbehandlung sieht vor, dass die Person nach der Bestimmung des aktuellen Blutglukosewertes je nach geplanter Nahrungsaufnahme und unter Berücksichtigung vergangener oder geplanter Bewegung die aktuell benötigten Einheiten Insulin berechnet und sich injiziert. Die Nahrungsaufnahme kann in sog. Broteinheiten (BE) oder nach der Menge der Kohlenhydrate (in Gramm) berechnet werden.

Basis-Bolus-Therapie

Nahrung berechnen

Beispiele für je eine Broteinheit (eine BE repräsentiert 10 bis 12 g Kohlenhydrate in der Nahrung, Angaben nach Standl & Mehnert, 1998)
– 2 gehäufte Esslöffel gekochter Reis – 3 Esslöffel Cornflakes – eine halbe Banane – $1/8$ Liter Apfelsaft – eine mittelgroße Kartoffel – 2 Tassen Joghurt

Bei der Einschätzung der Bewegung müssen z. B. Joggen, Fensterputzen oder Gartenarbeit berücksichtigt werden.

Tabelle 2 verdeutlicht, ab wann/wie lange die unterschiedlichen gespritzten Insuline etwa ihre Wirkung entfalten. Die Wirkung eines Insulins kann sofort, aber auch z. B. erst nach ca. zwei Stunden beginnen (siehe BASIS in Tabelle 2) und sie ist nicht gleich stark im gesamten Wirkzeitraum. Die Insulinhersteller versorgen Diabetesteam und Patienten mit „Wirkkurven", die eine Idealform der tatsächlichen Wirkung abbilden. Sie dienen als Anhaltspunkt für die jeweilige Insulinanpassung, nachdem in der Klinik der individuelle Insulinbedarf ermittelt worden ist.

Injektion von berechnetem Insulin

Tabelle 2:

Wirkbeginn und Wirkdauer verschiedener Insuline

Art des Insulins	Injektions-zeit	Startzeit	Hauptwirk-zeit	Ende	Anzahl Einheiten
Bolus zum Frühstück	07:00	07:30	08:00–10:00	12:00	5
Basis 1	07:00	09:00	10:00–13:00	17:00	12
Bolus zu Mittagessen	12:00	12:30	13:00–15:00	17:00	6
Bolus zum Abendessen	18:00	18:30	19:00–21:00	23:00	4
Basis 2	23:00	01:00	02:00–05:00	09:00	8

Durch den Gebrauch mehrerer Insuline, deren Wirkungen sich ggf. in einem Zeitraum addieren, und die schwer überschaubar langen Wirkzeiträume, ist es für die Person, die z. B. um 7:00 Uhr Insulin gespritzt hat, nicht direkt einsehbar, dass sie bei obigem Behandlungsschema ab ca. 10:00 Uhr bis nachmittags eine recht hohe Insulinwirkung hat, und sie dadurch gefährdet ist, eine Hypoglykämie zu erleiden, wenn sie nicht über die Nahrung gegensteuert.

Zusätzlich gibt es viele Faktoren, die die genaue Berechnung der Insulinwirkung zum jeweiligen Zeitpunkt modulieren. Dazu gehören z. B. die Temperatur des Insulins, die Injektionsstelle, der Fettanteil in der Nahrung, die vorangegangene Stoffwechselsituation. Eine Konsequenz dieser „biologischen" Unschärfe und Komplexität besteht darin, dass es mathematisch exakt denkenden Personen (z. B. Ingenieuren) extrem schwer fällt, sich mit dem unsicheren Ergebnis ihres Handelns abzufinden.

Glukose-schwankungen möglich

Die Blutglukose kann insbesondere bei Typ-1-Diabetes in einem sehr weiten Bereich schwanken, z. B. kann eine Person Messwerte zwischen 20 und 450 mg/dl haben (normaler Bereich 80 bis 100 mg/dl). Sowohl zu hohe Glukose als auch zu niedrige Glukose können zu lebensgefährlichen Entgleisungen des Stoffwechsels (Hyperglykämie versus Hypoglykämie) führen.

HbA1c-Wert als Glukose-gedächtnis

Als eine Art Langzeitgedächtnis des Körpers spiegelt der Gehalt an „Zuckerhämoglobin" (HbA1c-Wert) wider (ein Vorläufer-Messwert wird in älteren Studien als HbA1 zitiert), wie gut die Stoffwechseleinstellung innerhalb der letzten sechs bis acht Wochen war. In Abhängigkeit von der Höhe

60

der Blutglukose geht der rote Blutfarbstoff Hämoglobin eine dauerhafte Verbindung mit der Blutglukose ein. Entsprechend dem Zeitraum von etwa 50 Tagen, über den die roten Blutkörperchen im menschlichen Organismus zirkulieren, kann die Höhe des an Glukose gebundenen Hämoglobins als eine Art durchschnittlicher Glukosespiegel der zurückliegenden sechs bis acht Wochen gelten. Dieser Wert sollte regelmäßig bestimmt werden und möglichst im Normbereich liegen. Stoffwechselgesunde und sehr gut eingestellte Diabetespatienten weisen einen HbA1c von unter 6 % auf. Sehr schlecht eingestellte Patienten mit Diabetes können Werte von 15 % oder mehr aufweisen.

Die Glukosemessgeräte für die Selbstmessung der Patienten sind inzwischen klein und leicht zu bedienen, der Messvorgang dauert nur Sekunden. Auch die Spritzen für die Insulininjektion sind inzwischen leicht handhabbar (sogar für Kinder), meist in Form sog. „Pens" – sie sehen aus wie dicke Füllfederhalter (vgl. Abb. 5 und 6).

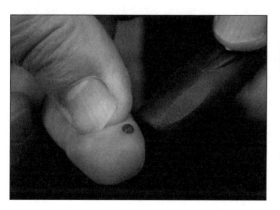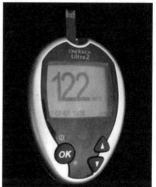

Abbildung 5:
Gewinnung eines Blutstropfens mit der Stechhilfe und Messgerät mit Messstreifen
(Anzeige des Blutglukosewertes in mg/dl)

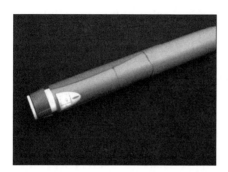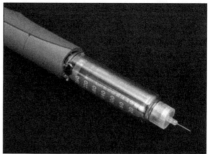

Abbildung 6:
Insulin-Pen (links: Knopf zur Einstellung der Dosis, rechts: Spritze)

Insulinpumpen Die Entwicklung von Insulinpumpen (kleine Geräte, die am Körper getragen werden, und die kontinuierlich eine vorprogrammierte Menge Insulin über einen Katheter ins Gewebe abgeben) war für viele Patienten hilfreich, mehr Unabhängigkeit von Zeitvorgaben sowie eine bessere Glukoseeinstellung zu erreichen.

4.1.2 Typ-2-Diabetes

Um den Typ-2-Diabetes frühzeitig diagnostizieren und behandeln zu können, muss meist gezielt danach gesucht werden. Übergewicht, metabolisches Syndrom und genetische Vorbelastung sind Risikofaktoren, die bereits eine Intervention nahe legen. Die Therapieziele müssen individuell bestimmt werden, unterscheiden sich aber nicht prinzipiell zwischen metabolischem Syndrom und beginnendem Diabetes.

Typ-2-Behandlung durch Gewichtsreduktion und körperliche Aktivität *Verhaltensänderung als „Lifestyle-Therapie".* An erster Stelle der Ziele stehen in der Regel Gewichtsreduktion und gesteigerte körperliche Aktivität. Die Verfolgung dieser Therapieziele hing bisher wesentlich von der Eigenmotivation und Kompetenz des Patienten ab, da es von Seiten des Diabetesteams zu wenig Angebote gab, wie diese Ziele zu erreichen seien. Bis vor wenigen Jahren gab es keine wissenschaftlichen Belege, **Verhaltens-änderung notwendig** wie eine langfristige Verhaltensänderung zu erreichen sei, und ob sie tatsächlich die Diabetesentwicklung verhindern könne. Ebenso fehlte ein unterstützendes gesellschaftliches Klima. Es ist gut belegt, dass z. B. Spielplätze im nahen Wohnumfeld dazu führen, dass Kinder sich mehr bewegen, und dass Angebote von fettarmen Lebensmitteln im lokalen Supermarkt oder in der Betriebskantine den Verzehr fettarmer Speisen fördern.

Medikamente *Medikamentöse Therapie.* Nach frühestens drei Monaten versuchter Lifestyle-Änderung sollte alternativ eine medikamentöse Therapie begonnen werden. Bei übergewichtigen Patienten (BMI zwischen 25 und 27 kg/m^2) ist in der Regel Metformin das Mittel der Wahl. Metformin hemmt die Glukoseproduktion in der Leber, verzögert die Glukoseaufnahme über den Darm und verbessert den Glukosetransport durch die Zellmembranen peripherer Gewebe. Durch diesen Wirkmechanismus setzt Metformin pathophysiologisch sinnvoll an dem bestehenden Hyperinsulinismus an.

Eine englische Studie mit über 4.000 Patienten, bei denen der Diabetes neu entdeckt worden war, verglich Metformin mit einer Diätgruppe und weiteren Medikamenten (Sulfonylharnstoffe, Insulin) über einen Verlauf von 10 Jahren (United Kingdom Prospective Diabetes Study, UKPD-Studie, 1998 und folgende Jahre, zitiert nach Schatz, 2006). Als wesentliche

62

Zielvariable wurden der Verlauf des HbA1 sowie des Körpergewichtes betrachtet. Das wichtigste Ergebnis der Studie war der Nachweis, dass wie beim Typ-1-Diabetes eine globale Verbesserung der Stoffwechselsituation das Auftreten und die Zunahme von Folgeerkrankungen reduziert. Keines der eingesetzten Pharmaka erwies sich als generell überlegen. Unabhängig von der Therapieform verschlechterte sich das Ergebnis im Mittel über die Jahre, die HbA1-Werte stiegen an.

Das *Manifestationsalter* spielt für die Art der Behandlung insofern eine große Rolle, als die Therapieziele von Arzt und Patient unterschiedlich strikt formuliert werden können. Als Faustregel gilt, dass bei jüngeren Patienten (unter 60 Jahren) und bei Bestehen einer koronaren Herzkrankheit Maximalziele angestrebt werden. Sie bestehen meist in einem BMI unter 25 kg/m^2 sowie in einem normnahen HbA1-Wert. Immer zielt die Behandlung auf eine Verbesserung des Befindens, Erhöhung der Lebensqualität und die Verlängerung der behinderungsfreien Lebenszeit (compression of morbidity). Da es Evidenz für eine Wechselbeziehung zwischen geriatrischen Syndromen und Diabetes gibt, bleibt auch im hohen Alter die gute Diabeteseinstellung ein wichtiges Ziel.

Behandlung altersabhängig

4.2 Grenzen der medizinischen Behandlung und die Notwendigkeit psychologischer Interventionen

Die Tatsache, dass die moderne Diabetestherapie fast vollständig in der Hand der betroffenen Person liegt, setzt der Arbeit des an der guten medizinischen Versorgung orientierten Diabetesteams eine klare Grenze. Keines der Teammitglieder sieht und hört, was der Patient tatsächlich in seinem Alltag tut. Sie können bei Schwierigkeiten nur im (hilfreichen) Gespräch mit dem Patienten nach Verbesserungen/Problemlösungen suchen, die dann wiederum der Patient alleine ausführen muss.

Eine andere Art von Grenze entsteht durch die Fehlannahme, die biologischen Vorgänge würden Ursache-Wirkungsprinzipien folgen. Tatsächlich erfüllen die wissenschaftlichen Erkenntnisse und Aussagen aus der Physiologie und erst recht aus den klinischen Disziplinen nicht den Anspruch einer Gesetzmäßigkeit mit der Möglichkeit zuverlässiger Vorhersagen. Besser beschrieben sind sie als funktionale Theorien mit Wahrscheinlichkeitsaussagen. Die aus großen Studien gewonnenen Aussagen zur optimalen Diabetesbehandlung (etwa: „Wer seine Glukose im günstigen Bereich hält, hat weniger Folgeerkrankungen") sind daher zwar hilfreich zur Verhaltenssteuerung, enthalten jedoch keinerlei Garantie für den Verlauf der Erkrankung bei der einzelnen Person.

> ## Grenzen der Übertragung wissenschaftlicher Erkenntnisse auf die Einzelbehandlung
>
> 1. Die Stichprobenverteilung in den Studien beinhaltet neben besonders erfolgreichen Patienten immer auch „Therapieversager".
> 2. Zwar haben viele Studien den Beobachtungszeitraum beeindruckend lange ausgedehnt (5–10 Jahre, einige auch länger), vermögen aber die lange Lebenszeit mit Diabetes nie abzubilden.
> 3. Die Zahl der in Studien untersuchbaren Einflussfaktoren (Variablen) und Zielgrößen muss immer begrenzt bleiben.
> 4. Es gibt eine Reihe unerklärter spezifischer Variationen in der Anfälligkeit einzelner Organsysteme für die Konsequenzen von Stoffwechselentgleisungen. So kann von zwei Personen mit identisch schlechtem (oder gutem) Stoffwechselmarker HbA1 die eine bereits in jungen Jahren Augenprobleme bekommen, die andere bleibt über Jahrzehnte beschwerdefrei.
> 5. Wahrscheinlichkeitsaussagen zu wichtigen Themen widerstreben vielen Ärzten und Patienten (wie den meisten Menschen) und werden in der Regel fehlinterpretiert. Dabei werden tendenziell zu häufig unbelegte Ursache-Wirkungs-Annahmen benutzt.

Die vorstehenden Überlegungen spielen für eine Psychotherapie bei Menschen mit Diabetes häufig eine sehr konkrete Rolle. Viele Patienten leiden unter der Unberechenbarkeit des individuellen Verlaufes des Diabetes. Gute und gewissenhafte Selbstbehandlung über Jahrzehnte hinweg („Ich war doch immer ein guter Patient") erhöht zwar die Wahrscheinlichkeit, gibt jedoch keine Garantie dafür, dass Folgeerkrankungen ausbleiben oder sich erst sehr spät zeigen. Unbekannte individuelle Variationen der Anfälligkeit z. B. für Veränderungen des Augenhintergrunds oder der Nieren lassen in Patienten unter Umständen das Gefühl aufkommen, dass alle ihre Bemühungen null und nichtig waren. Gerade dadurch, dass heute weitgehend die Einstellung vermittelt wird, dass jeder Patient sein Schicksal selbst in der Hand hat, trifft es engagierte und verantwortungsvolle Menschen umso mehr, wenn sie nach Jahren gewissenhaften Umgangs mit ihrem Diabetes plötzlich eine Folgeerkrankung diagnostiziert bekommen. Sie erleben es als ungerechtes Schicksal.

Individuelle Zielformulierung

Keine Schuldzuweisungen!

Eine wichtige Aufgabe der Arzt-Patient-Kommunikation besteht deswegen darin, Vorwürfe und Schuldzuweisungen bei Verschlechterung der Patientensituation zu vermeiden bzw. ihnen sogar klar entgegenzutreten. Es ist eine echte Herausforderung für das Diabetesteam, einen guten Weg zwischen übertriebener Zuversicht („Wenn du X tust, wird Y passieren!") und zu starker Relativierung („Man weiß sowieso nichts Genaues!") bei den Vorschlägen für die Diabetesbehandlung zu weisen.

4.2.1 Psychologische Interventionen

Psychologische Interventionen bei Diabetes umfassen einen großen Tätigkeitsbereich neben einer „klassischen" Psychotherapie. Dazu gehören insbesondere Patienten-Schulungen und neue verhaltensmedizinische Angebote, meist in Form von Trainings spezifischer Fertigkeiten. Manche Autoren subsummieren „Schulung" unter die verhaltensmedizinischen Verfahren. Ich schließe mich dieser Zuordnung hier nicht an, da die im Diabetesbereich vorhandenen Schulungen bereits zu einer Zeit entwickelt wurden, bevor es eine Verhaltensmedizin in Deutschland gab, und sie daher auch anderen Konzepten (z. B. pädagogischen oder systemischen) verpflichtet sind.

Die Aufgabe von Psychologen (und psychotherapeutisch tätigen Ärzten) im Tätigkeitsfeld „Diabetes" beinhaltet nicht immer den direkten Kontakt mit den Patienten. Sie besteht in nicht geringem Maße darin, Maßnahmen wie z. B. Schulungen zu entwickeln und zu evaluieren, sowie andere Berufsgruppen des Diabetesteams in psychologischen Verfahren aus-, fort- und weiterzubilden. Die Deutsche Diabetesgesellschaft fordert z. B. von den Internisten, die sich speziell als „Diabetologe DDG" ausweisen wollen, im Ausbildungscurriculum zumindest Grundkenntnisse in patientenzentrierter Kommunikation und Gesprächsführung. Die Arbeitsgemeinschaft „Psychologie und Verhaltensmedizin" innerhalb der DDG wirkt aktiv in die Fachgesellschaft hinein.

Vielfältige Aufgaben für Psychologen

Die Inanspruchnahme von Psychotherapie liegt bei Menschen mit Diabetes mit Sicherheit unter dem tatsächlichen Bedarf. Folgende Beobachtungen können diese Annahme plausibel machen:
- Menschen mit Diabetes (speziell Typ-1) müssen lernen, ihr Leben sehr diszipliniert zu gestalten, um z. B. die Anforderungen im Beruf trotz chronischer Erkrankung gut zu meistern. Sie könnten daher dazu neigen, Überforderung über längere Zeit zu akzeptieren oder gar nicht erst wahrzunehmen.
- Menschen mit Diabetes fürchten sich davor, in die „Psychoecke" gedrängt zu werden: „Normal" zu sein hat einen außerordentlich hohen Stellenwert für sie.
- Dem Diabetologen fallen psychische Störungen meist erst dadurch auf, dass der Patient „schwierig" erscheint und/oder die Diabetesbehandlung nicht so gut läuft, wie sie sollte.
- Die Bemühungen der psychiatrischen Fachverbände, mit Kampagnen wie dem „Kompetenznetz Depression" das Erkennen und richtige Zuweisen von Menschen mit psychischen Störungen in Arztpraxen zu verbessern, tragen Früchte in Form von verstärkter Therapiebereitschaft.
- Wenn sich der Mensch mit Diabetes zu einer Psychotherapie entschlossen hat, scheitert er aber zunächst daran, einen Therapieplatz zu finden (mehrere Monate Wartezeit).

65

– Ein Aufenthalt in einer Diabetesklinik, bei dem in der Regel auch psychologische Angebote erfolgen, kann eine Psychotherapiemotivation („endlich etwas für sich selbst tun") befördern. Einen Platz für die Nachsorge zu finden ist schwer, denn besonders für die Behandlung von Menschen mit Diabetes ausgewiesene niedergelassene Psychotherapeuten mit Kassenzulassung finden sich äußerst selten.

4.2.2 Besonderheiten der psychotherapeutischen Behandlung bei Menschen mit Diabetes

Grundsätzlich orientiert sich die Diagnostik und Behandlung psychischer Störungen bei Menschen mit Diabetes an den Prinzipien der Klinischen Psychologie und Psychotherapie. Einige Besonderheiten bei der Therapie sollen im folgenden Abschnitt erörtert werden.

Hilfe durch Verhaltensmedizin

Die Behandlungsmaßnahmen der Verhaltensmedizin sind traditionell aus der Verhaltenstherapie abgeleitet. Obwohl ebenso Therapeuten, die psychoanalytisch oder tiefenpsychologisch orientiert arbeiten, Menschen mit Diabetes behandeln können, besteht doch mit dem verhaltenstherapeutischen Ansatz die reichste Erfahrung und es existiert das größte Methodenspektrum. Seitdem die frühere Verhaltensmodifikation, die auf eine Modifikation von Lernerfahrungen fokussierte, durch Standardmethoden zur Veränderung ungünstiger Kognitionen erweitert wurde, hat sich innerhalb der Verhaltensmedizin ein komplexes Behandlungsangebot entwickelt, mit dem darauf abgezielt wird, die Person im Umgang mit der körperlichen Erkrankung zu unterstützen und dadurch ungünstige direkte und indirekte Einflüsse auf den Krankheitsverlauf zu modifizieren.

In Anlehnung an Rubin (2000) fasse ich diese Problemstellungen unter „Umgang mit Stress" (coping with stress) zusammen. Stress bzw. Belastungen entstehen durch die Anforderungen von Krankheit und Selbstbehandlung per se, und umfassen z. B.
– nie Urlaub vom Diabetes haben,
– unangenehme Anforderungen erfüllen müssen,
– unvorhersehbare Glukoseveränderungen,
– kein absoluter Schutz vor Folgeerkrankungen auch bei guter Stoffwechseleinstellung.

Umgang mit Krankheitsbelastungen verbessern

Die Psychotherapie zielt auf die Verbesserung des Umgangs mit solchen Belastungen. Häufig muss der Therapeut mehrere Einzelmethoden auswählen, die für unterschiedliche in der Behandlung auftauchende Fragestellungen geeignet sind. Das mag auch erklären, warum es für die psychotherapeutische Behandlung diabetesspezifischer Probleme keine Standardbehandlung oder Programme gibt. Die therapeutischen Angebote sind in Kapitel 4.3 dargestellt.

Bei der Behandlung von mit Diabetes komorbiden psychischen Störungen, wie Depressionen, Ängsten, Essstörungen, stehen hingegen dem Therapeuten bewährte Standardmethoden und Therapieprogramme der Verhaltenstherapie zur Verfügung, deren Anwendungen bei Diabetes im Kapitel 4.4 thematisiert werden.

4.3 Psychologische Interventionen zur Verbesserung des Umgangs mit diabetesspezifischen Problemen

4.3.1 Patientenschulung

Ein wesentlicher Bestandteil der Behandlung und Betreuung von Patienten mit Diabetes in Kliniken und in der Praxis ist die strukturierte Schulung (Pfohl, 2006). Das Ziel einer Schulung ist es, die erkrankte Person in die Lage zu versetzen, auf der Basis eigener Entscheidungen den Diabetes bestmöglich in das eigene Leben zu integrieren, akute oder langfristige negative Konsequenzen des Diabetes zu vermeiden, und dabei eine gute Lebensqualität zu erhalten. Die Schulung bietet in systematischer Weise die Möglichkeit, Kenntnisse über Diabetes und Fertigkeiten im Umgang mit der Erkrankung (Selbstbehandlung) zu gewinnen.

Erste Schulungen wurden in Deutschland in den 1980er Jahren in Fachkliniken für Diabetes entwickelt und evaluiert, zu einer Zeit also, als die Arzt-Patient-Beziehung begann, sich von einer Patriarchen- über eine Expertenrolle hin zu einer möglichst partnerschaftlichen Beziehung zu entwickeln. Heutzutage sollen Arzt und Diabetesteam dem Patienten helfen, über eine Unterstützung seiner eigenen Motivation, weitgehend das Management der Erkrankung zu übernehmen (Selbstmanagement). Sicherlich hat gerade der rapide Fortschritt der damaligen Zeit in Bezug auf die technischen Voraussetzungen für die Selbstbehandlung (Vereinfachung der Glukosemessung und des Insulinspritzens) die Entwicklung einer partnerschaftlicheren Rolle zwischen Diabetesteam und Patienten gefördert, wenn nicht geradewegs erfordert, und letztlich die Entwicklung von Schulungen notwendig gemacht. Auf jeden Fall kommt dem Diabetesbereich in den Angeboten für chronisch kranke Menschen eine klare Vorreiterrolle zu.

Entwicklung von Schulungsprogrammen

Heute ist die strukturierte Patientenschulung eine international anerkannte, unverzichtbare Therapiemaßnahme bei Patienten mit Diabetes (Bott, 2000). Sie beruht auf folgenden Prinzipien:
- Da der Patient im Alltag die Therapie eigenverantwortlich durchführen muss, ist es allein aus ethischen Gründen zwingend notwendig, ihn mittels der Schulung dazu zu befähigen.

Prinzipien von Schulung

67

- Ohne adäquate medizinische Behandlung des Diabetes ist die Patientenschulung nicht erfolgreich; die Schulung muss in enger Abstimmung mit der Diabetesbehandlung erfolgen.
- Effektivität (Wirksamkeit) und Effizienz (Kosten-Nutzen-Analyse) von kombinierten Schulungs- und Behandlungsmaßnahmen sind gut belegt.
- Das Wissen der Patienten über die Ursachen des Diabetes und dessen Behandlung wächst nachgewiesenermaßen durch Schulungsformen, die primär auf Wissensvermittlung abzielen.
- Durch Wissensvermittlung verändern sich jedoch kaum die behandlungsrelevanten Verhaltensweisen des Patienten. Der erreichte Wissenszuwachs führt meist nicht zu verbesserter glykämischer Kontrolle oder zu einer Reduktion von Risikofaktoren für diabetesassoziierte Folgeerkrankungen.
- Folglich ist diabetesspezifisches Wissen eine zwar notwendige, aber nicht hinreichende Bedingung für ein erfolgreiches Selbstmanagement.
- Einzel- als auch Gruppenschulungen (6–8 Personen) haben sich als effektiv erwiesen. Das Gruppensetting scheint erfolgreicher zu sein, wenn es um die Veränderung grundlegender Lebensgewohnheiten („Lebensstilveränderung") geht.
- Durch die lange Krankheitsdauer müssen die Schulungen dem Wissens- und Erfahrungsstand des Patienten angepasst werden. Dementsprechend sind Grund-, Aufbau-, Wiederholungs- oder problemspezifische Schulungen nötig.

Umfangreiche Schulungs- inhalte

Die notwendigen Inhalte einer strukturierten Patienten-Schulung definiert die Deutsche Diabetes-Gesellschaft wie folgt:

Schulung für Patienten mit Typ-1-Diabetes

1. Hilfestellung zur Krankheitsakzeptanz, Aufbau einer adäquaten Behandlungsmotivation; Unterstützung zum eigenverantwortlichen Umgang mit dem Diabetes (Empowerment).
2. Formulierung und Bewertung von individuellen Therapiezielen.
3. Vermittlung von Kenntnissen über die Grundlagen der Erkrankung und deren Behandlung (Ursachen des Diabetes, klinische Merkmale, Verlauf und Prognose etc.).
4. Vermittlung von Kenntnissen und Fähigkeiten zur Behandlung der Erkrankung (Prinzipien der Insulintherapie, Anpassung der Insulindosis, etc.).
5. Erlernen von Selbstkontrollmaßnahmen (Blutzuckerselbstkontrolle, Ketonmessung, Blutdruckselbstkontrolle etc.).
6. Erkennung, Behandlung und Prävention von Akutkomplikationen (Hypoglykämien, Infektionen etc.).
7. Erkennung, Behandlung und Prävention von Risikofaktoren (Hyperlipidämie, Hypertonie, Nikotin etc.) für makroangiopthische Folgeerkrankungen (Herzinfarkt, Apoplex etc.).

8. Erkennung, Behandlung und Prävention von diabetischen Folgeerkrankungen (Nephropathie, Retinopathie, Neuropathie, erektile Dysfunktion, diabetischer Fuß etc.).
9. Bedeutung der Ernährung im Kontext der Diabetesbehandlung. Vermittlung von Kenntnissen und Fähigkeiten bezüglich einer gesunden Ernährung (Kohlenhydratgehalt von Nahrungsmitteln, Erarbeitung eines Ernährungsplanes unter Berücksichtigung der individuellen Lebensgewohnheiten und Therapieform etc.).
10. Bedeutung der körperlichen Bewegung im Kontext der Diabetesbehandlung. Vermittlung von Kenntnissen bezüglich der Auswirkung von körperlicher Aktivität auf die Blutzuckerregulation (Hypo- und Hyperglykämien etc.).
11. Verhalten in besonderen Situationen (Ketoazidose, Reisen etc.).
12. Hilfestellung zum erfolgreichen Umgang mit Erschwernissen der Diabetestherapie im Alltag.
13. Schwangerschaft, Vererbung, Kontrazeption.
14. Sozialrechtliche Aspekte des Diabetes (Beruf, Führerschein, Versicherungen etc.).
15. Kontrolluntersuchungen (Gesundheitspass Diabetes) und Nutzung des Gesundheitssystems für einen gesundheitsbewussten Umgang mit dem Diabetes.

Für die Umsetzung eines solchen Schulungsprogramms für Typ-1-Patienten wird ein Rahmen von mindestens 20 Stunden mit je 45 Minuten empfohlen. Ein Teil der in Deutschland entstandenen Schulungen wurde und wird vom Zentralinstitut der Kassenärztlichen Vereinigungen (ZI) zertifiziert. Die Durchführung dieser zertifizierten Gruppenschulungen wird von den Krankenkassen finanziert. Die Schulungen werden nach Möglichkeit **Schulung im Team** durchgeführt, neben Diabetesberater und Diabetesassistent wirken der Arzt und in manchen Einrichtungen auch ein Psychologe mit. Für Kinder liegt spezielles Schulungsmaterial vor (Hürter et al., 1997), ebenso ein Schulungsprogramm für Jugendliche (Lange et al., 1995).

Obwohl jeder Mensch mit Diabetes ein Recht auf Schulung hat, und die Effektivität und Effizienz von Schulungen nachgewiesen sind, werden immer noch nicht alle Betroffenen geschult; die praktische Umsetzung entspricht also keineswegs den wissenschaftlichen Erkenntnissen. Es gibt in Deutschland noch immer einen zu hohen Anteil an Patienten, die noch nie geschult wurden. Andererseits ist es angesichts der großen Zahl komplexer Themen, die eine Schulung beinhalten soll, angesichts der vielen Fertigkeiten, Kompetenzen und Einsichten, die in einem kurzen Zeitraum wachsen sollen, unrealistisch, dass eine Grundschulung alle genannten komplexen Zielsetzungen gleich zu Beginn einer jahrzehntelangen chronischen Erkrankung **Wiederholte Schulung nötig** bearbeiten kann. Daher nehmen viele Personen im Laufe ihrer jahrzehntelangen Diabeteserkrankung wiederholt an Schulungen teil, vor allem auch an Spezialschulungen, die heute angeboten werden (siehe unten). Pfohl (2006) betont jedoch, dass in schwierigen Fällen ein „Weiterreichen" von einer Schulung zur nächsten nicht sinnvoll sei, sondern die fraglichen Patienten eine individuelle Beratung und Betreuung benötigen.

Schulung zur Prävention von Typ-2-Diabetes

Die frühzeitige Identifikation und verhaltensmedizinische Behandlung von Patienten mit einem erhöhten Risiko, an Typ-2-Diabetes zu erkranken, sieht die DDG als eine vorrangige Aufgabe an, um die ständig steigende Inzidenz des Typ-2-Diabetes zu reduzieren. Ziele von Angeboten für diese Gruppe sind die Modifikation des Ernährungs- und Bewegungsverhaltens. Allerdings konnten aus den bisher vorliegenden Präventionsansätzen noch keine fundierten Schlussfolgerungen gezogen werden bezüglich der differenziellen Indikation und den Wirkfaktoren einer speziellen Schulungsform. In einem großen, vom Gesundheitsministerium unterstützten Präventionsprojekt in Deutschland beginnen die Forscher damit, Präventions-Trainer auszubilden und zu Trainierende zu rekrutieren. Damit wird erstmals die Verhaltensänderung als primäre Präventionsmaßnahme von Typ-2-Diabetes etabliert.

Effektivität der präventiven Schulung

Erfolgreiche Typ-2-Prävention

In den letzten Jahren belegten mehrere internationale Studien, dass mit einer „lifestyle intervention" (Lebensstiländerung) zuverlässiger als mit Medikamenten dem genetischen Diabetesrisiko entgegen gewirkt werden kann. Als bahnbrechend erschien in der Fachwelt die finnische Diabetespräventionsstudie (Tuomilehto et al., 2001), die zeigen konnte, dass durch einfache Beratung von Personen mit metabolischem Syndrom, also mit einem hohen Diabetesrisiko, die manifeste Erkrankung über Jahre verzögert werden kann. 522 Teilnehmer wurden nach Zufall einer Interventions- oder Kontrollgruppe zugewiesen (Randomisierung). Zu Beginn der Studie hatten sie Übergewicht (mittleres Alter 55 Jahre, mittlerer BMI 31,3) und eine gestörte Glukosetoleranz (mittlere Plasmaglukose zwei Stunden nach dem Glukosetesttrunk, 159 mg/dl). Die Teilnehmer hatten im Mittel einen Taillenumfang von 102 cm, die Blutdruckwerte lagen bei 140/86 mm Hg. Die Intervention bestand aus individuellen Beratungsterminen mit dem Ziel, die folgenden Veränderungen zu erreichen:
- Reduktion des Körpergewichtes um mindestens 5 %,
- moderate Bewegung täglich mindestens 30 Minuten,
- Erhöhung des Ballaststoffanteils der Nahrung auf mindestens 15 g pro 1.000 kcal,
- Reduktion des Fettanteils der Nahrung auf weniger als 30 %,
- Erhöhung des Anteils gesättigter Fettsäuren auf weniger als 10 % der aufgenommenen Energie.

Die Teilnehmer der Interventionsgruppe erhielten auf der Basis eines zuvor geführten Ernährungstagebuches konkrete und detaillierte Ratschläge, wie sie die obigen Empfehlungen umsetzen könnten. Häufiger Verzehr von Vollkornprodukten, Gemüse, Obst, fettarmen Milch- und Fleischprodukten sowie an ungesättigten Fetten reichen Pflanzenölen wurde empfohlen. Eine Feedback-Sitzung zum Ernährungsprotokoll war einmal pro Quartal vorgesehen. Insgesamt erhielt jeder Studienteilnehmer im ersten Jahr sieben Beratungen, in den folgenden Jahren vier. Die individualisierte Anleitung zu sportlicher Betätigung beinhaltete Vorschläge für Ausdauertraining sowie Angebote zum Krafttraining.

Empfehlungen
für die
Ernährung

Die im ersten Studienjahr in der Interventionsgruppe erreichten Veränderungen erscheinen gering: im Mittel 4,2 kg Gewichtsverlust, um 4,4 cm geringerer Taillenumfang, um 5 mmHg niedrigere Blutdruckwerte. In der Behandlungsgruppe erreichten fast alle erwünschten Veränderungen hohe Signifikanz ($p < 0.001$) und das Diabetesrisiko verringerte sich über die 6 Jahre Studiendauer um 58 %. Eine detailliertere Auswertung betrachtete das Erkrankungsrisiko der einzelnen Person. Alle Personen, denen es gelungen war (ob mit oder ohne Intervention), vier oder fünf der obigen Ziele zu erfüllen, erkrankten im Beobachtungszeitraum von bis zu 6 Jahren nicht an Diabetes. Bemerkenswert erscheint, dass die Berater keine spezifische psychologische Qualifizierung hatten, und dadurch die Kosten der Verhaltensintervention gering gehalten werden konnten.

Diabetes-
Manifestation
verzögert

Das multizentrische amerikanische Diabetes Prevention Program (DPP, 2002a) schloss 1.079 Personen ein. Es verglich eine Kontrollgruppe ohne Intervention mit einer Lifestyle-Intervention und mit einer medikamentösen Behandlung (Metformin). Die Ziele der Verhaltensänderung bestanden in einer Gewichtsreduktion/-aufrechterhaltung von 7 % sowie wöchentlich 150 Minuten körperlicher Aktivität auf dem Niveau schnellen Gehens. Auch diese Studie erbrachte eine Reduktion von 58 % für Diabetes in der Lifestyle-Gruppe (mit Metformin 31 %), betrieb jedoch einen größeren Interventionsaufwand. Individuelle Fallmanager („lifestyle coaches") hatten häufige Kontakte zu den Teilnehmern. Die Bewegungsaktivitäten wurden supervidiert, und in einem 16-stündigen Kurs Selbstmanagementstrategien vermittelt. Weitere individualisierte Angebote fügten sich zu einem ausgedehnten Netzwerk von Training, Feedback und klinischer Unterstützung zusammen (2002b).

Eindeutige Bestätigung, dass die Methode der primären und sekundären-Typ-2-Diabetesprävention über eine Verhaltensänderung langfristig allen medikamentösen Angeboten überlegen ist, erwuchs aus dem Fortgang der amerikanischen Diabetespräventionsstudie, die neben der Verhaltensänderung auch einen Therapiearm mit Metformin beinhaltete. In der Ausgangsstudie (Diabetes Prevention Program) wurde für die Patienten aus der Metformin-Gruppe eine Risikoreduktion für die Diabetesmanifesta-

Verhaltens-
änderung ist
Medikation
überlegen

tion um 31 % berichtet. Am Ende der DPP-Studie wurde die Medikation für ein bis zwei Wochen unterbrochen. Während dieser sehr kurzen Wash-out-Periode „erkrankten" 49 % mehr Personen aus der Metformin-Gruppe an Diabetes als in der Placebo-Gruppe. Diese Beobachtung bedeutet, dass dann, als die Medikation beendet wurde, die Glukosespiegel in der Metformin-Gruppe stärker anstiegen als nach Placebo. Die beschriebene Schutzwirkung von Metformin für Diabetes bestand also ausschließlich in einem akuten Effekt, nämlich der Erniedrigung der aktuellen Glukosewerte – ohne den zugrunde liegenden Krankheitsprozess zu modifizieren.

Buchanan (2003) dringt daher mit Recht auf die Unterscheidung, ob die Diabeteserkrankung real verhindert oder nur verzögert wird. Er betont, dass eine wichtige Ursache der Typ-2-Erkrankung im progressiven Verlust der Beta-Zell-Funktion besteht, die dann die chronische Hyperglykämie hervorruft. Auf jeden Fall müsste eine tatsächlich wirkende Prävention mit Medikamenten nach einer längeren Wash-out-Periode noch Erfolge zeigen.

Schulung für Patienten mit Typ-2-Diabetes

Ist der Typ-2-Diabetes manifest geworden, wird auch für diese (meist älteren) Patienten eine Schulung als unverzichtbare Therapiemaßnahme angesehen. Die DDG fordert für strukturierte Schulungsprogramme bei Typ-2-Diabetes dieselben Inhalte wie für Typ-1-Diabetes. Zusätzlich sollen Selbstbeobachtungs-, Selbstbewertungs- und Selbstkontrollstrategien in Bezug auf diabetesrelevante Verhaltensweisen (Ernährung, Bewegung, Fußpflege etc.) vermittelt werden. Für Typ-2-Diabetes Patienten im mittleren Lebensalter (<65 Jahre) soll das Schulungsprogramm ebenfalls 20 Stunden umfassen, für ältere Patienten sollen es mindestens 8 Stunden sein. Behandlungskonzepte zur Gewichtsreduktion bei Diabetes werden bei Graf (2002) übersichtlich zusammengefasst.

Neue Wege suchen angesichts hoher Prävalenz Die Intensität der Patienten-Betreuung, die sich aus den Empfehlungen der Fachleute ableitet, ist nur an den wenigsten Orten realisierbar. Mit dem Anwachsen der Diabetes-„Epidemie" in den nächsten Jahrzehnten wird sich dieses Missverhältnis noch verstärken. Allerdings gibt es auch (viele?) Menschen, bei denen Typ-2-Diabetes diagnostiziert wird, die sich eigenständig über Diabetes informieren, und dann eine Änderung ihres Ess- und Bewegungsverhaltens – günstigstenfalls mit Unterstützung der Familie oder Freunden – selbst in die Hand nehmen. An fehlenden Informationen muss dieses Vorhaben nicht scheitern: Durch Internet und von Diabetesexperten geschriebene Laien-Literatur sind alle einschlägigen Informationen inzwischen problemlos zugänglich (vgl. Anhang, S. 107).

4.3.2 Verhaltensmedizinische Interventionen

Verhaltensmedizin als interdisziplinäres Forschungs- und Anwendungsfach widmet sich insbesondere der Lösung typischer Probleme im Rahmen körperlicher Erkrankungen mittels Verhaltensinterventionen (Ehlert, 2002). Im Rahmen der Behandlung einer Diabeteserkrankung wurden einige spezifische verhaltensmedizinische Interventionen entwickelt, die von der Forschung bis zur praktischen Anwendung psychologisches Grundwissen nutzen.

Blutglukose-Wahrnehmungstraining
(Blood Glucose Awareness Training, BGAT)

Im Verlaufe des Typ-1-Diabetes verschlechtert sich bei vielen Patienten die Fähigkeit, Hypoglykämien so rechtzeitig wahrzunehmen, dass sie noch handlungsfähig sind und sich selbst helfen können, bevor sie bewusstlos werden. Die Prävalenzangabe von 20–30 % für die durch eine Adaptation der physiologischen Vorgänge entstehende „Hypoglykämie-Wahrnehmungsstörung" (hypoglycemia unawareness, vgl. Kapitel 1.7) beschreibt jedoch nur die Hälfte des Problemfeldes. Zur physiologischen Veränderung des endokrinen Systems addieren sich psychologische Probleme, die aus den impliziten Eigenschaften unseres Wahrnehmungsapparates resultieren (Fehm-Wolfsdorf, 2002b).

Die grundlegenden Erkenntnisse über die Psychologie physiologischer Symptome stammen von James Pennebaker (1982), dessen Überlegungen von Daniel Cox und Linda Gonder-Frederick (jetzt an der University of Virginia, Charlottesville, USA) weitergeführt, und schließlich für ein Patiententrainingsprogramm fruchtbar gemacht wurden. Gonder-Frederick und Kollegen (1997) entwickelten ein Stufenmodell (vgl. Tab. 3), mit dessen Hilfe die fördernden und hemmenden Vorgänge in der wahrnehmenden Person aufgeschlüsselt werden, sowie mögliche Fehlerquellen auf jeder Stufe erkannt werden.

Interozeptive Wahrnehmung

Die *Symptomentdeckung* kann zum Beispiel durch eine intensive Arbeit (Ablenkung) erschwert sein, oder durch eine Körperbeobachtung gefördert sein. Die Leugnung, dass eine akute Hypoglykämie überhaupt möglich sei („ich habe doch alles richtig gemacht!"), hemmt hingegen das Entdecken treffender Symptome.

Auf der Stufe der *Interpretation* dessen, was sie entdeckt hat, kann die Person dann mit konkurrierenden Erklärungen konfrontiert sein. Zum Beispiel, kann ein jugendlicher Diabetiker, der in der Disko heftig tanzt und flirtet, daraufhin Herzklopfen und Schwitzen bemerkt, nicht entscheiden, ob das Schwitzen durch das Tanzen oder eine Hypoglykämie hervorgeru-

Tabelle 3:
Stufenmodell der Wahrnehmung der Blutglukose und deren Handlungskonsequenzen

Fördernde Faktoren	Wahrnehmungs- stufen	Hemmende Faktoren
– spezifisch – deutlich	**Wahrnehmbare interne Ereignisse**	– unspezifisch – schwach
– Aufmerksamkeitsfokussierung – Körperbeobachtung – Training der Sensibilität – Selbsttests	**Symptom- entdeckung**	– Ablenkung – Leugnung – niedrige Aktivierung – Bewusstseinseinschränkung
– richtige Annahmen – Schulung – Hinweise von anderen – Diskriminationstraining	**Interpretation: richtig/falsch**	– falsche Annahmen – Wissensdefizite – konkurrierende Erklärungen – Leugnung
– interne Kontrollüberzeugung – Wissen – hohe Gefahrbewertung – Erfolgserfahrung	**Reaktion: angemessen/ unangemessen**	– externe Kontrollüberzeugung – niedrige Gefahrbewertung – konkurrierende Aufgaben – kognitive Funktionsstörung – negative Affekte/Konflikte

fen wird. Bleibt er zu lange bei der nahe liegenden Erklärung („kein Wunder, dass ich so schwitze bei dieser Hitze hier"), kann sich die Hypoglykämie verschärfen. Es hilft dann nur: messen!

Die angemessene *Reaktion* (messen, dann ggf. essen oder spritzen) verzögert sich typischerweise, wenn die Person mit wichtigen Aufgaben beschäftigt ist. Selbst wenn sie Symptome wahrnimmt und richtig interpretiert, sagt sie sich dann unter Umständen: „erst muss ich X noch abschließen, dann …". Oft wird es dann zu spät und der starke Blutglukoseabfall schränkt die Person in ihren Handlungsmöglichkeiten ein.

Daniel Cox und Kollegen konnten direkt aus der Forschung die Bausteine für ihr „Blood Glucose Awareness Training (BGAT)" ableiten, dessen erste Version sie 1985 veröffentlichten (Gonder-Frederick et al., 2000). Eine deutschsprachige Version des BGAT gibt es seit 1997 (Fehm-Wolfsdorf et al.), ebenso in anderen Sprachen (Überblick bei Cox et al., 2006). In englischer Sprache existiert eine interaktive Internetanwendung (BGAT Home). Das strukturierte Programm umfasst acht Sitzungen, die einzeln oder in kleinen Gruppen (6–8 Teilnehmer) angeboten werden können.

Inhalte der acht BGAT-Sitzungen

1. Eigene Erfahrungen und Ziele austauschen; Arbeitsmaterialien kennenlernen (Patientenmanual, Tagebuch und Fehlertafel).
2. Individuelle Symptome entdecken/erweitern (Idiosynkrasie).
3. Leistungseinschränkungen beobachten und als Symptome nutzen.
4. Partnersitzung.
5. Die sich überlagernden Insulinwirkungen selbst veranschaulichen.
6. Nahrungs- und Insulinwirkung gegenüberstellen.
7. Körperliche Aktivität quantifizieren und berücksichtigen.
8. Weiterarbeiten mit dem BGAT, Umgang mit Rückfällen.

Ein wichtiges verhaltenstherapeutisches Prinzip, nämlich die Arbeit mit Hausaufgaben (Fehm & Fehm-Wolfsdorf, 2001, 2008) wird im BGAT gut genutzt. Die Kursteilnehmer führen von Sitzung zu Sitzung ein Tagebuch mit beobachteten individuellen Symptomen, geschätzter Glukose und danach gemessener Glukose (vgl. Abb. 7).

Hausaufgaben

Die Schätzung und Messung der Glukose werden danach in einer „Fehlertafel" (error grid) abgeglichen (vgl. Abb. 8), um die Qualität der Schätzung durch Zuordnung zu den Feldern A bis E zu bewerten. Die Felder entsprechen den amerikanischen Schulnoten (A ist Bestnote), und sind farblich den Ampelfarben zugeordnet (A = grün bis E = rot). Die B-Felder (weiß) beschreiben Schätzungen, die zwar nicht gut sind, aber auch nicht gefährlich. Hat die Person z. B. geschätzt, ihre Glukose läge bei 200 mg/dl, das Messergebnis weist 180 mg/dl auf, so erreicht sie eine Schätzung im A-Feld. Das bedeutet, dass sie sehr gut geschätzt hat (nicht, dass der Wert gut ist!), denn die Schätzung entspricht der Messung mit einer Abweichung von maximal 15 %. Die Inhalte der Schätzfehler C bis E werden diskutiert. E bedeutet eine Verwechslung von zu hoher Blutglukose mit zu niedriger, wenn z. B. die Person glaubt, sie habe einen zu hohen Zucker (Schätzung 240 mg/dl), sie tatsächlich jedoch bei 60 mg/dl liegt.

Bewertung des Schätzverhaltens

Die Arbeit mit Tagebuch und Fehlertafel verfolgt zwei Ziele:
– Die Teilnehmer lernen, welche Symptome hilfreich beim richtigen Einschätzen zu niedriger oder zu hoher Glukosespiegel sind (Reliabilität und Validität der Symptome werden in Zusammenfassungen mündlich und schriftlich erfasst) und können sich mit der Zeit immer besser ihre persönlichen Symptome auswählen (Idiosynkrasie).
– Die Teilnehmer können das verbesserte Schätzen bald dazu einsetzen, die unerwünschte Entwicklung des Glukosespiegels in zu niedrige oder zu hohe Bereiche vorausschauend zu vermeiden. Damit kann das über-

76

BG-Tagebuch

Name:

Mögliche Symptome für *niedrige* BG: Konzentrationsschwierigkeiten, Verwirrtheit, Herzklopfen, Erregtheit, Hunger, Müdigkeit, Schwindelgefühl, Schläfrigkeit, Koordinationsschwierigkeiten, Schweißausbrüche, Zittern, verschwommenes Sehen, Reizbarkeit.

Mögliche Symptome für *hohe* BG: Entspanntheit, süßer Geschmack im Mund, Wachheit, trockener Mund, Harndrang.

Datum	Zeit	BG-Signale/Symptome	Schätzung	Messung	Feld	Gründe
18.9.07	18:30	Meine Knie zittern und ich fühle mich etwas unkoordiniert. Meine Handflächer sind feucht. Vor 1 Stunde habe ich Insulin gespritzt und habe seitdem nichts gegessen, da ich viel herumgelaufen bin.	85	45	↑ D	Korrektur
Mi	Mittags	Fühle mich komisch/merkwürdig	100	300		bin etwas gegangen

Richtig!

Weniger nützlich!

Üben Sie hier!

Abbildung 7:
Auszug aus Patienten-Tagebuch (Ausfüllanleitung)

geordnete Ziel des Trainings, zu einer ausgeglichenen Stoffwechseleinstellung im mittleren Glukosebereich zwischen 70 und 180 mg/dl zu gelangen, von vielen Patienten erreicht werden.

Besonders wichtig und attraktiv ist Sitzung 4 des Programms: Die Partner
bzw. engsten Bezugspersonen sind mit eingeladen. In der Hypoglykämie-
Situation entstehen sehr häufig heftige Partnerschaftskonflikte, denn einerseits macht der Partner sich mit Recht Sorgen um die Person in einer unbemerkten Hypoglykämie; er will dann helfen. Andererseits verändern
sich durch das Absinken der Glukose die Gefühle der diabetischen Person, bestehende Gefühle werden verstärkt. Ein leiser Ärger über den „be-
vormundenden" Partner kann sich daher unversehens zu großer Aggressi-
vität und Sturheit entwickeln. Partner von Menschen mit (vor allem auch
nächtlichen) Hypoglykämien haben berechtigte Ängste, meist stärker als
die betroffene Person. Sie leiden häufig unter Schlafstörungen, aus Angst,
dem Partner könnte etwas zustoßen.

Im Training lernen die teilnehmenden Paare, eine knappe Formel zu entwickeln („Code"), die auch dann noch funktioniert, wenn die betroffene
Person schon kognitiv eingeschränkt ist (vgl. Kapitel 2.5).

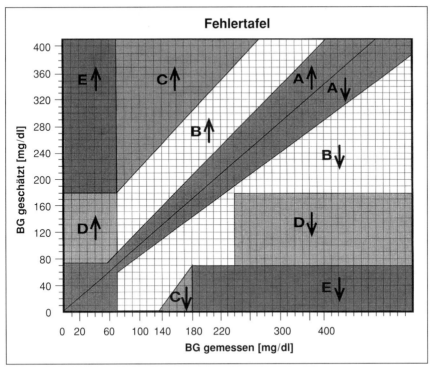

Abbildung 8:
Die Fehlertafel (error grid)

Fallbeispiel: Unbemerkte Hypoglykämie als Problem für den Partner – Lösungen erarbeiten

> Herr Braun hatte nach fast 40 Jahren Diabetes die Wahrnehmung für Hypoglykämien weitgehend verloren. Besonders hoch war das Risiko für zu niedrige Glukose, wenn er nach dem Mittagessen in den Garten ging – „nur ein bisschen schauen". Er fand dann allerhand zu tun vor und kam so schnell nicht wieder ins Haus. Wenn seine Frau ihn bat, zwischenzeitlich einmal die Glukose zu messen, wurde er unwirsch: Nach dieser Mahlzeit sei es doch unmöglich zu unterzuckern! Frau Braun wusste es inzwischen besser, denn sie hatte ihm schon mehr als einmal, als sie ihn am Boden liegend vorfand, versucht Glukose einzuflößen bzw. ihm Glukagon gespritzt. Wenn sie ihm den Glukoseabfall relativ früh ansah (er sah etwas bleicher aus als sonst und arbeitete etwas ungeschickter), hatte sie meist mit ihrem Trick, selbst ein Glas Orangensaft zu trinken und ihm ganz unverfänglich auch ein Glas anzubieten, guten Erfolg. Reden konnte sie allerdings darüber nicht mit ihm, denn seine Überzeugung, dass er selbst die Situation richtig einschätzen konnte, saß tief. Im Kurs verabredeten wir als Hinweis-Code eine gelbe Karte, die Frau Braun hochhielt und auf der geschrieben stand: „Es ist manchmal anders als du denkst!" Die nachfolgende rote Karte für den Notfall (STOPP) musste nie zum Einsatz kommen.

Spezifische Problemlösung für die Partnerschaft

Dass Partner eine Hypoglykämie rechtzeitig bemerken und helfend einspringen können, ist kein Hexenwerk. Es beruht auf den gleichen Wahrnehmungsprinzipien (kleinste Veränderungen erkennen können, wenn sie reliabel und valide auftreten), die dabei halfen, dass „der kluge Hans", ein Pferd, rechnen konnte, – ein Beispiel aus der allgemeinen Psychologie. Alleinlebende Diabetiker könnten folglich sogar von ihrem Haustier rechtzeitig gewarnt und vor der Bewusstlosigkeit gerettet werden, es gibt bereits entsprechende Berichte über „Propheten auf vier Pfoten". Das Erreichen des BGAT-Kurszieles, nämlich dass die betroffene Person eine Hypoglykämie eher bemerkt als irgend jemand anderer und dann sofort handelt, führt zu einer Verringerung bis zum Wegfall der Partnerschaftskonflikte.

Effektivität des BGAT. Das BGAT hat sich in einer Reihe von *randomisierten Evaluationsstudien* als erfolgreich bewiesen, schwere Hypoglykämien und Hyperglykämie zu verringern, die Symptome besser wahrzunehmen und die Lebensqualität zu verbessern. Die letzte Evaluationsstudie von Cox und Kollegen (2001) arbeitete mit einem sog. Repeated baseline-Design, d.h. jede Person wurde mit sich selbst zu unterschiedlichen Zeitpunkten verglichen.

Langfristige Effekte der BGAT-Evaluationsstudie (Cox et al., 2001)
– 73 Vpn wurden in einem Repeated baseline-Design untersucht. – Follow-up nach 6 und 12 Monaten. – Datenerhebung mit tragbaren Kleincomputern im Alltag der Person. *Verbessert waren* – das Erkennen von Hypo- und Hyperglykämie, – die Schätzung von zu hoher und zu niedriger Glukose, – die realistische Einschätzung der Fahrtüchtigkeit, – die Lebensqualität. *Seltener wurden* – schwere Hypoglykämien, – Ketoazidosen, – Autounfälle, – Hypoglykämie-Angst. *Es kam zu keiner Veränderung des HbA1-Wertes*

Am Beispiel der Auswirkungen des BGAT lässt sich sogar belegen, dass eine Verhaltensintervention in der Lage ist, physiologische Reaktionen zu korrigieren. Kinsley et al. (1999) unterzogen Personen vor und nach dem BGAT einer standardisierten Clamp-Untersuchung, in der die Glukose abgesenkt wurde. Nach dem Training nahmen die BGAT-Teilnehmer (nicht die Kontrollgruppe) beim Absinken der Glukose mehr Symptome wahr und schütteten mehr Adrenalin aus als zuvor. Die hormonelle Antwort auf die Hypoglykämie hatte sich wieder erholt, die Wahrnehmungsstörung war reversibel.

Verhaltenstraining verändert die physiologischen Reaktionen

Eine Effektivitätsstudie zur Umsetzung des BGAT in deutschen *Praxen und Kliniken* konnte gute Auswirkungen auf die subjektive Wahrnehmungsfähigkeit bestätigen. Wichtige, da potenziell den Trainingserfolg stabilisierende zusätzliche Effekte der BGAT-Teilnahme bestanden in höherer intrinsischer Kausalattribution (das Gefühl eigener Kontrolle über die Stoffwechsellage erhöht sich) und verringerter Depressivität (Fehm-Wolfsdorf & Peters, 2005). Das BGAT wird in Deutschland in einer Reihe von diabetologischen Schwerpunktpraxen und Kliniken angeboten, und wird von den Krankenkassen finanziert. Patienten können einen Trainer in ihrer Nähe über die Webseite www.bgat.de finden.

BGAT in Deutschland

Weitere Trainings-Verfahren

Weitere verhaltensmedizinische oder allgemein psychologische Trainingsverfahren wurden und werden zwar entwickelt, ihre Effektivität – so sie denn überhaupt evaluiert wurden – ist jedoch kaum belegt. Daher stelle ich einige davon nur knapp vor.

Interventionen zur Stressreduktion. Surwit und Kollegen (2002) unterrichteten Patienten mit Typ-2-Diabetes im Rahmen eines fünfstündigen Gruppentrainings in Stressmanagement. Im Vergleich zur Kontrollgruppe wiesen die trainierten Personen bei der 12-Monats-Katamnese eine signifikante Senkung des HbA1-Wertes um 0,5 % auf. Dieser Trainingserfolg könnte durch ein verändertes Verhalten, z. B. einen bewussteren, gelasseneren Umgang mit gesundheitlichen Problemen erzeugt worden sein.

Maßnahmen der Stressreduktion mittels Entspannungsverfahren in Kombination mit Selbstbeobachtung und kognitiven Methoden werden routinemäßig in psychologischen Praxen und Kliniken angeboten. Auch wenn die Wirksamkeit von Stressreduktionsmaßnahmen zur Verbesserung der Stoffwechseleinstellung nicht zweifelsfrei belegt ist, können belastete Patienten mit Diabetes mit Sicherheit von solchen Angeboten profitieren. Sie können dazu beitragen, dass negative Wechselwirkungen zwischen bestehenden psychischen Belastungen oder psychischen Störungen und den Anforderungen an das Selbstmanagement abgebaut werden.

Interventionen zur Förderung der Krankheitsbewältigung. Eine angemessene emotionale Krankheitsbewältigung ist eine entscheidende Voraussetzung für ein effektives Selbstmanagement und den langfristigen Therapieerfolg. Im Verlauf des Diabetes treten häufig negative Emotionen gegenüber der Krankheit und andere Probleme der Krankheitsbewältigung auf. Sie können die Selbstbehandlung und die Stoffwechsellage negativ beeinflussen.

Zur Förderung der Krankheitsbewältigung steht eine Reihe von einzel- und gruppentherapeutischen Interventionen zur Verfügung (Lange & Hirsch, 2002). Wurden derartige Interventionen unabhängig von Schulungen evaluiert, konnten sie jedoch keine signifikante Verbesserung von glykämischer Kontrolle und Lebensqualität erbringen. Daher wird in den Leitlinien der DDG keine routinemäßige Anwendung empfohlen. Hingegen kann im Einzelfall eine psychotherapeutische Behandlung zur Verbesserung der Krankheitsakzeptanz durchaus indiziert und erfolgreich sein. Sie ließe sich mit der Diagnose F54 (psychische Faktoren bei Diabetes mellitus, s. S. 49) fassen.

Eine ähnliche Einschätzung gilt für gruppenpsychotherapeutische Verfahren, die speziell als *Interventionen zur Verbesserung interpersoneller Probleme* angeboten werden. Es könnte möglicherweise sogar unsinnig und kontraproduktiv sein, ausschließlich Patienten mit Diabetes in einer solchen Gruppe zusammenzufassen, die sich mit Problemen befasst, die viele Menschen auch ohne Diabetes beschäftigen.

Verbesserung der Selbstbehandlung durch Glukosefeedback. Wenn die Zielvariable einer Behandlung (hier: normnahe Glukosewerte), die der Patient erreichen soll, von ihm selbst im Alltag gemessen werden kann, ermöglicht diese Messung eine nützliche Rückkoppelung (Feedback) zwischen eigenem Verhalten (Essen, Sport) und der Konsequenz (Messwert). Labormesswerte hingegen ermöglichen der Person nur mit großer Zeitverzögerung, das Ausmaß der Zielerreichung zu erkennen. Daher beinhalten die Empfehlungen der Arbeitsgruppe „Prävention" aus der DDG, dass die Person selbst neben einem Glukosenüchternwert die Auswirkung einiger Mahlzeiten mit je einem Messwert vor dem Essen und ca. 90 Minuten nach dem Essen erfassen soll. Sinnvoll wäre es, diese Essensbegleitmessungen eines „normalen" Tages mit einem ungünstigen Verhalten (z. B. zu viel essen bei einem Fest) zu vergleichen. Schon solche punktuellen Erhebungen könnten die Motivation der betroffenen Person zu einer spezifischen Verhaltensänderung deutlich verbessern, weil sie direkte Konsequenzen ihres Verhaltens in Form eines Messwertes ablesen kann. Eine erste Studie zur Nützlichkeit der Selbstmessung der Glukose liegt aus Deutschland vor (Martin et al., 2006).

Erhöhung der Selbstbehandlungsmotivation durch Selbstmessung der Glukose

Noch einen Schritt weiter gehen die Empfehlungen eines in der Diabetesszene sehr bekannten „Einzelkämpfers": Hans Lauber. Er beschreibt unter dem Titel „Fit wie ein Diabetiker" (2004), wie sich der Typ-2-Diabetes durch eine Kombination aus Messen, Essen, Laufen medikamentenfrei besiegen lässt. Sein Buch gilt als „das Standardwerk für alle, die eigenverantwortlich die wichtigste Zivilisationskrankheit besiegen wollen". Inzwischen wird die „Lauber-Methode", deren Kernstück die Rückmeldung über die Selbstmessung der Glukose ist, auch bei den Diabetesforschern ernsthaft als Modell betrachtet.

Zusammenfassung

Verhaltensmedizinische Verfahren leisten bereits einen wichtigen Beitrag zur Behandlung diabetesspezifischer Probleme. Mit dem Blutglukose-Wahrnehmungstraining (BGAT) steht ein evidenzbasiertes Trainingsprogramm zur Behandlung von Stoffwechselentgleisungen zur Verfügung. Weitere Trainingsprogramme für spezifische Problembereiche sind in Entwicklung. Die Selbstmessung der Glukose durch den Patienten mit Typ-2-Diabetes kann als ein verhaltensteuerndes Feedback zur Therapieoptimierung genutzt werden.

4.3.3 Umgang mit Belastungen

Psychotherapiepatienten mit der Diagnose „Anpassungsstörung" oder „Verhaltenseinflüsse auf die Behandlung des Diabetes" kommen typischerweise mit folgenden Aussagen zum Erstgespräch:
– Mein Arzt sagt, ich solle einmal mit Ihnen sprechen.
– Mein Zucker ist immer zu hoch und ich weiß nicht warum.

– Ich schaffe das alles nicht mehr: Familie und Beruf und noch der Diabetes.
– Eigentlich kam ich die ganzen Jahre gut zurecht, aber seit ich arbeitslos bin fällt mir alles schwer.
– Jetzt hat mich auch mein Mann im Stich gelassen.

Selbstverständlich sind bereits im Erstgespräch die therapeutischen Basisfertigkeiten gefragt: offene Fragen, Zusammenfassen, aktives Zuhören. Die Behandlung lässt sich in verschiedene Phasen gliedern, die dem Patienten einsichtig gemacht werden:
1. Aufbau einer therapeutischen Beziehung.
2. Problem- und Zielanalyse.
3. Vermittlung eines Therapie-Rationals.
4. Aufbau und Förderung der Zielverhaltensweisen (z. B. soziale Kompetenz, Selbstwirksamkeit, Gelassenheit) durch kognitive Techniken, übende Verfahren und Hausaufgaben.
5. Rückfallprophylaxe.

Bei der Durchführung einer Therapie zum besseren Umgang mit Belastungen („coping skills") kann auf eine große Zahl etablierter Verfahren zurückgegriffen werden. Sie fungieren als Bausteine des Vorgehens in den verschiedenen Behandlungsphasen.

Behandlungsbausteine zur Verbesserung des Umgangs mit Belastungen
Beispiele für die Aufgaben des Therapeuten: – Neue Sichtweisen/Erfahrungen fördern, z. B. durch Verhaltensexperimente, konkurrierende Erklärungen, Probehandeln.   – Anleitung zur Nutzung von Kompetenzen, die in anderen Lebensbereichen des Patienten bestehen (Ressourcenorientierung).   – Anleitung, sich mehr soziale Unterstützung zu suchen, z. B. gezielt andere Menschen über die Erfordernisse der Diabetestherapie informieren.   – Probleme spezifisch formulieren helfen, z. B. „Ich möchte es schaffen, in den nächsten drei Monaten weniger Fett zu essen" statt „Ich will abnehmen".   – Veränderung in kleinen überschaubaren Schritten planen, z. B. das Aufnehmen eines Lauftrainings vorbereiten, statt vom Marathon zu träumen.   – Entspannungsverfahren zu lehren und Hilfen zu geben, diese regelmäßig zu praktizieren.   – Die Selbstwirksamkeit durch Betonung der Eigenaktivität des Patienten zu fördern.

Coping skills vermitteln

Angehörige einbeziehen? Ob es sinnvoll ist, Angehörige in die Behandlung einzubeziehen, sollte immer mit dem Patienten besprochen werden. Viele Gründe sprechen eher dafür, die engsten Bezugspersonen zumindest kennenzulernen. Einerseits fühlen die Angehörigen sich selbst oft durch die Diabeteserkrankung des Partners/Kindes enorm belastet, verbieten sich aber im Sinne einer Schonung des Patienten jede Äußerung dazu. Andererseits bieten sie im günstigen Fall eine große emotionale Stützung für den Patienten beim Versuch, sein Verhalten zu ändern.

4.3.4 Motivational Interviewing zur Verbesserung des Selbstmanagements

Das Motivational Interviewing (MI) ist ein effektives, wissenschaftlich begründetes Verfahren, um die Eigenmotivation von Personen zu fördern. Leider vermittelt die deutschsprachige Benennung „Motivierende Gesprächsführung" den falschen Eindruck, es handele sich dabei nur um besondere zusätzliche Techniken der Gesprächsführung. Ich verwende zur Vermeidung dieses Missverständnisses im folgenden Text die englischsprachige Bezeichnung.

Tatsächlich geht das „Motivational Interviewing" über eine Gesprächstechnik hinaus, und kann besser als ein „Beratungskonzept" (Miller & Rollnick, 1999) oder ein Interventionsansatz verstanden werden. Obwohl das Motivational Interviewing meist als eine „Beratung" von „Klienten" bezeichnet wird, benutze ich als Ausdruck eines innerhalb des Gesundheitssystems stattfindenden Vorgangs durchgängig die Bezeichnungen „Therapeut" und „Patient". Auf der Basis von förderlichen Grundprinzipien werden direktiv spezifische Interventionsformen genutzt, und im Rahmen von motivationsfördernden Gesprächsstrukturen eingesetzt.

Neuer Interventionsansatz

Das Verfahren wurde in der Suchttherapie entwickelt und erprobt. Es ermöglicht es, Patienten ohne oder mit nur geringer Motivation zur Veränderung ihres Verhaltens anzuregen, und den Prozess der Änderungsbereitschaft voranzutreiben (Rollnick et al., 1999). Doherty und Kollegen (2000) geben Anregungen zur Verwendung dieser Interventionsansätze in der Diabetesberatung, die jedoch meines Wissens kaum umgesetzt werden.

Die Philosophie des Motivational Interviewing

Das Motivational Interviewing beginnt mit der Frage: „Was motiviert Menschen, sich zu ändern?" Motivation wird dabei als ein beeinflussbarer Zustand von Veränderungsbereitschaft betrachtet, der von Situation zu

Situation schwanken kann. Fehlende Motivation zur Veränderung wird also nicht als Merkmal oder Problem der Person betrachtet. Das Modell von Prochaska (1994) zu den Stadien der Veränderung berücksichtigt die gegebene Variabilität der Motivationsstärke.

Stadien der Veränderung
– Absichtslosigkeit – Absichtbildung – Vorbereitung einer Veränderung – Handlung – Aufrechterhaltung – Rückfall, ggf. Abfolge wiederholen

Das Modell beschreibt das jeweilige Stadium der Veränderungsbereitschaft als inneren Vorgang, der von äußeren Faktoren, vor allem auch von der Reaktion des Therapeuten, beeinflusst wird. Je nach Stadium, in dem der Patient sich befindet, unterscheiden sich die motivierenden Aufgaben für den Therapeuten:
– *Absichtslosigkeit:* Der Therapeut unterstützt die Wahrnehmung von Problemen und Risiken beim derzeitigen Verhalten des Patienten, nährt bestehende Zweifel.
– *Absichtbildung:* Der Therapeut irritiert das Gleichgewicht zwischen dem Wunsch nach Veränderung und dem Wunsch, alles beim Alten zu lassen. Er stärkt das Selbstvertrauen im Hinblick auf die Möglichkeit einer Veränderung.
– *Vorbereitung:* Der Therapeut hilft dem Patienten, sich für den individuell besten Weg zur Veränderung zu entscheiden.
– *Handlung:* Der Therapeut unterstützt den Patienten, geeignete Schritte in Richtung Veränderung zu unternehmen.
– *Aufrechterhaltung:* Der Therapeut hilft dem Patienten zur dauerhaften Änderung zu gelangen und Strategien der Rückfallprophylaxe anzuwenden.
– *Rückfall:* Der Therapeut gibt Unterstützung, sich durch den Rückfall nicht entmutigen oder blockieren zu lassen und nochmals in den Prozess der Veränderung einzutreten.

Dem Ablauf des Veränderungsprozesses entspricht am besten das Bild eines Rades, d. h. die einzelnen Stadien können wiederholt durchlaufen werden bis der Zielzustand erreicht ist. In empirischen Studien durchliefen Raucher z. B. diese Stadien drei- bis siebenmal, bis sie eine dauerhafte Abstinenz erreichten.

Bemerkenswert ist beim Konzept des Motivational Interviewing, dass der Rückfall als normales Ereignis bzw. als Stadium der Veränderung angesehen wird. Diese Konzeption unterscheidet das Motivational Interviewing von allen anderen gebräuchlichen therapeutischen Interventionen, bei denen ein Rückfall von Therapeuten und Patienten als ein ausschließlich negatives, unerwünschtes Ereignis oder gar als „Katastrophe" bewertet wird. Charakteristisch für das Motivational Interviewing ist auch die Konzeption von „Widerstand" als interpersonellem Verhaltensmuster, das durch das Verhalten des Therapeuten beeinflusst wird. Die Verantwortung für die Methoden der Veränderung wird dem Patienten überlassen, es finden also kein Training und keine praktischen Übungen statt, der Therapeut übernimmt nicht die Expertenrolle. Diese Kennzeichen des Motivational Interviewing lassen es als Gegenstück zum „Empowerment" des Patienten auf seiten der Behandler erscheinen. Es unterscheidet sich dadurch von konfrontativen Verfahren, Problemlöseansätzen und non-direktiven Verfahren.

Die Praxis des Motivational Interviewing

Wichtige Prinzipien und Strategien des Motivational Interviewing
1. Empathie ausdrücken 2. Diskrepanzen entwickeln 3. Den Widerstand aufnehmen 4. Selbstwirksamkeit fördern

Empathie ausdrücken. Empathische Wärme und respektvolles aktives Zuhören begleiten alle Phasen des Motivational Interviewing. Eine akzeptierende Haltung verbietet dem Therapeuten nicht, andere Ansichten als der Patient zu haben, erleichtert jedoch paradoxerweise dem Patienten die Bereitschaft zur Veränderung. Therapeutische Techniken aus der klientenzentrierten Gesprächsführung (offene Fragen stellen, aktiv Zuhören, bestätigen, zusammenfassen) finden Anwendung.

Diskrepanzen entwickeln. Der Therapeut macht dem Patienten die Diskrepanz zwischen seinem aktuellen Verhalten und seinen grundsätzlichen Lebenszielen bewusst (Erzeugung von kognitiver Dissonanz). Das Bewusstsein dieser Diskrepanz fördert die Veränderungsbereitschaft. Die Argumente zur Veränderung sollte der Patient selbst liefern. Zusätzlich zu den o. g. Strategien hat dabei der Therapeut die Aufgabe, beim Patienten selbstmotivierende Aussagen hervorzurufen. Das kann er mit speziellen Fragen fördern:

85

Beispiele von Therapeutenfragen zur Förderung selbstmotivierender Aussagen (kognitiv, emotional oder verhaltensbezogen)

- Welche Schwierigkeiten haben Sie durch das Übergewicht bekommen?
- Inwiefern haben Sie oder andere unter den Hypoglykämien gelitten?
- Was beängstigt Sie an Ihrem Gewicht?
- Wie sehr versetzt Sie Ihr HbA1c in Sorge?
- Was glauben Sie wird passieren, wenn Sie alles so lassen wie es ist?
- Welche Vorteile würde eine Veränderung bringen?
- Wie passt diese Idee mit Ihrer Lebensauffassung zusammen?
- Welche Ihrer Grundüberzeugungen widersprechen dieser Veränderung?
- Angenommen, Sie würden X erfolgreich verändern, und alles würde nach Ihren Wünschen verlaufen: was wäre der Unterschied zu heute?
- Gibt es sonst noch Probleme?
- Was haben Sie sonst noch bemerkt?

Den Widerstand aufnehmen. Widerstände und Ambivalenzen werden nicht bekämpft, sondern vom Therapeuten als natürlich und selbstverständlich angesehen. Der Patient ist eingeladen, neue Informationen zu bedenken und die Perspektive zu wechseln. Es ist nicht Aufgabe des Therapeuten, sämtliche Lösungen zu finden: Patienten sind kompetente Problemlöser. Der Therapeut gibt auf Wunsch neue motivierende Informationen.

**Motivierende Informationen für Diabetiker
(nach Rollnick et al., 1999)**

- Ein aktiver Lebensstil kann das Auftreten eines Typ-2-Diabetes verhindern bzw. weit hinausschieben.
- Ein Mehrenergieumsatz von ca. 2.000 kcal pro Woche reduziert das Risiko der koronaren Herzkrankheit um bis zu 60 %.
- 2 km Spazierengehen verbrauchen 140 kcal, 5 km zügiges Gehen sogar 330 kcal. Ein täglicher Spaziergang von 2 km bringt pro Jahr 51.000 kcal Ersparnis, das entspricht einer Fettmenge von 8 kg.
- Ein Jahr ohne Rauchen reduziert das Risiko einer koronaren Herzkrankheit um 50 %.
- Mit jedem Prozent, um das der HbA1c-Wert gesenkt wird, verringert sich das Risiko mikrovaskulärer Komplikationen um 37 % und das Risiko eines durch Diabetes verursachten Todes um 21 %.

Selbstwirksamkeit fördern. Selbstwirksamkeit (self-efficacy) beschreibt das Vertrauen einer Person, dass sie fähig ist, eine *spezifische* Aufgabe erfolgreich zu lösen. Damit wird betont, dass diese spezifische Veränderung auch bei geringem Selbstwertgefühl möglich ist. Der Glaube an die Möglichkeit, eine definierte Änderung erreichen zu können, ist eine wichtige Motivationsquelle.

Therapeuteninterventionen zur Stärkung der Selbstwirksamkeit

– Wenn für Sie klar wäre, dass Sie das Rauchen aufgeben müssten, dann könnten Sie es auch.
– Gibt es noch etwas, was Sie tun könnten, damit Ihnen das Abnehmen leichter fällt?
– Einige Leute haben sich zur Erinnerung eine Uhr gestellt. Ich frage mich, ob das für Sie auch ein Weg wäre.
– Lassen Sie mich einige Möglichkeiten aufzählen, und Sie sagen mir, welche Ihnen sinnvoll erscheint.
– Ist es das, was Sie tun wollen?

Anwendung des Motivational Interviewing bei Diabetes

Die Philosophie des Motivational Interviewing entspricht den Gegebenheiten der modernen Diabetestherapie, die überwiegend in der Hand der Patienten liegt, und den Vorstellungen der Patienten, die ihre Behandlung ohne Bevormundung, jedoch mit Unterstützung durch das Diabetesteam eigenständig durchführen wollen. Die Anwendung des Motivational Interviewing innerhalb der Diabetesbehandlung könnte daher eine neue attraktive Intervention sein, Patienten besser für ihre Selbstbehandlung zu stärken und damit ein zufriedenes Leben mit Diabetes zu führen. Zusammenfassend seien nochmals die Vorzüge der Anwendung des Motivational Interviewing genannt:

Motivational Interviewing und Diabetes

Für das Motivational Interviewing spricht, dass ...

– vieles in einem 10-Minuten-Gespräch erreicht werden kann.
– Patienten einem empathischen, aufmerksamen Zuhörer gegenüber in kurzer Zeit viel mitteilen.
– motivierte Patienten ihre eigenen Einschränkungen auflösen können.
– die Triebfeder für die Verhaltensänderung Motivation, nicht nur Information ist.
– der Therapeut tiefergehendes Nachdenken anstoßen kann.
– das Gesundheitsverhalten durch grundlegende Überzeugungen bestimmt wird.
– der Therapeut hilft, Ambivalenzen und Veränderungsmöglichkeiten zu klären, nicht die Änderung sicherzustellen.
– die Reaktionen des Therapeuten nicht perfekt sein müssen, um Nachdenken und Einsichten anzustoßen.

Man kann davon ausgehen, dass für erfahrene Verhaltenstherapeuten das Erlernen/Anwenden des Motivational Interviewing im Bereich der Diabetesbehandlung eine gute professionelle Übung sein kann. Letztlich wäre jedoch der bessere Ort für die Anwendung dieser Methode die diabetologische Arztpraxis (Knight et al., 2006). Motivational Interviewing beim Arzt-Patient-Kontakt oder bei der Schulung durch die Diabetesberaterin könnte ein wichtiges Projekt der Zukunft sein. Die in der Diabetologie tätigen Psychologen müssten dabei wieder die Aufgabe der Aus- und Fortbildung übernehmen.

Effektivität des Motivational Interviewing

Erste Wirksamkeitsstudien Erstmalig gibt es Publikationen zur Wirksamkeit des Motivational Interviewing im Bereich Diabetes. Channon und Kollegen (2007) zeigten in einer randomisierten Therapiestudie, dass bei Teenagern mit Typ-1-Diabetes mittels Motivational Interviewing eine bessere Soffwechseleinstellung, d. h. eine signifikante Senkung des HbA1-Wertes zu erreichen ist. Auch ein Jahr nach Ende der Intervention blieb dieser Effekt erhalten. Zusätzlich berichtete die Interventionsgruppe höheres Wohlbefinden und eine bessere Lebensqualität.

West und Kollegen (2007) prüften, ob mit fünf Sitzungen nach den Strategien des Motivational Interviewing bei Frauen mit Typ-2-Diabetes die Gewichtsreduktion erleichtert werden kann. 217 Studienteilnehmerinnen nahmen an einem verhaltenstherapeutischen Gewichtsreduktionsprogramm in Gruppen teil, und bekamen zusätzlich Einzelunterstützung in ihrer Motivation oder Kontrollgespräche. Der zusätzliche Einsatz des Motivational Interviewing führte zu einem signifikant stärkeren Gewichtsverlust, der durch ein besseres Einhalten der Vorgaben der Gruppenintervention bedingt war. Die große Gruppe der Afro-Amerikanerinnen (38 % der Stichprobe) schien jedoch wenig von der Zusatzintervention zu profitieren, und hatte insgesamt eine geringere Gewichtsreduktion als die weißen Frauen. Gemessen am vertretbaren Aufwand der Zusatzintervention (5 Einzelsitzungen innerhalb eines halben Jahres) erscheint der Benefit der Anwendung des Motivational Interviewing erstaunlich groß.

Zusammenfassung

Eine wichtige psychotherapeutische Aufgabe umfasst die Unterstützung des Patienten bei der Aufgabe, den emotionalen Stress der Diabeteserkrankung und ihrer Behandlungsanforderungen neben den sonstigen Alltagsbelastungen zu bewältigen. Entscheidend ist ein individualisiertes Vorgehen, das die jeweilige soziale, berufliche, finanzielle, gesundheitliche und altersgemäße Situation und die Zielvorstellungen des Patienten in den Mittelpunkt stellt. Verhaltenstherapeutische Strategien und Verfahren werden kombiniert, um der Lebenssituation jedes einzelnen Patienten gerecht zu werden. Eine neue wirksame, jedoch noch relativ wenig angewendete Intervention, steht mit dem Motivational Interviewing zur Verfügung.

4.4 Psychologische Interventionen bei komorbider Psychopathologie

In den vergangenen 20 Jahren verlagerten sich die Behandlungsansätze der Klinischen Psychologie weg von individualisiertem Vorgehen auf der Basis einer Verhaltensanalyse weitgehend hin zu evaluierten störungsspezifischen Verfahren (Margraf, 2000). Für die meisten ICD-10-Diagnosen liegen sogar strukturierte, manualisierte Therapieprogramme vor, die als Standardbehandlung bei der jeweilig diagnostizierten Störung gelten. Inwieweit sich die Therapeuten in der Praxis danach richten, bleibt offen. Schwierig, nur mit Einschränkungen möglich, scheint auf jeden Fall die Anwendung strukturierter Verfahren bei Komorbidität – seien es komorbide psychische Störungen oder körperliche Erkrankungen.

Standardverfahren anwenden

Die Darstellung der Behandlungsverfahren für sämtliche Angststörungen, Depressionen, Essstörungen etc. würde den Rahmen dieser Darstellung sprengen, und ist an anderen Orten, z. B. in den Bänden dieser Buchreihe, hervorragend erfolgt. Ich beschränke mich daher mit Hilfe von Beispielen auf die Besonderheiten der Behandlung bei Komorbidität einer psychischen Störung mit Diabetes.

4.4.1 Angststörungen

Bei allen Angststörungen, bei denen sich die Inhalte der Angst nicht auf einen Bereich des Diabetes beziehen, erfolgt das therapeutische Vorgehen nach den Richtlinien, die in der Regel konfrontative und kognitive Verfahren umfassen. Differenzialdiagnostische Fragen (z. B. Panikstörung oder Hypoglykämie-Problematik) sollten im Vorfeld geklärt sein.

Für den Therapeuten gibt es wenig Zweifel, wie er einen *Agoraphobiker* zu behandeln hat. Bei der Konfrontationstherapie muss sichergestellt sein, dass der Patient kein Hypoglykämieproblem hat bzw. dass der Patient eine gute Stoffwechsellage auch während der Konfrontationssitzung halten kann. Andernfalls muss ein graduiertes Vorgehen gewählt werden.

Spezifische Phobien können sich auf unterschiedliche Aspekte des Diabetes beziehen. Am häufigsten finden sich Injektionsphobien und Ängste vor bestimmten schmerzhaften Behandlungen. Am Beispiel einer Patientin mit

Angst vor der Augenbehandlung wird der Einsatz von Entspannung, Vorstellungsübungen, kognitiven Verfahren und Hausaufgaben (Fehm & Helbig, 2008) verdeutlicht.

Angstreduktion durch multimodale Therapie

Frau Huber hatte extreme Ängste vor den jeweils in sechsmonatigen Abständen notwendigen Augenuntersuchungen entwickelt. Die Ängste zeigten sich in Gefühlen, körperlichen Reaktionen und in einem partiellen Vermeidungsverhalten: Sie schob die Termine vor sich her. In der Verhaltensanalyse ergab sich, dass der besonders ängstigende Punkt darin bestand, dass Frau Huber die Laserbehandlung als außerordentlich schmerzhaft und unangenehm empfand und deshalb bei jedem Kontrolltermin bangte, dass eine erneute Behandlung notwendig werden könnte. Ein Ziel der Intervention bestand folglich darin, die Behandlungssituation selbst weniger angespannt zu gestalten, da die Anspannung die Schmerzhaftigkeit verstärkte.

Zunächst betrachteten wir ganz detailliert den Ablauf der Laserbehandlung, berücksichtigten den Umgang mit dem Klinikpersonal (eine bestimmte Person erlebte die Patientin als sehr barsch und aggressiv) sowie insbesondere die kurze Situation des „Beschusses" mit der Laserkanone. Frau Huber saß in diesem Moment auf einem Hocker, eine Schwester hielt ihren Kopf umklammert, sie legte das Kinn auf ein kaltes Metall, sie hörte das Knallen der Apparatur, sie wusste nicht wohin mit ihren Händen, sie fühlte ihre Anspannung. Diese Situation gingen wir in der Vorstellung mehrmals genau durch, um sie in allen Sinnesmodalitäten zu erfassen. Anschließend wurde die Vorstellung der gefürchteten Situation mit der Entspannungsresponse verknüpft, die Frau Huber zuvor mittels der Progressiven Muskelentspannung nach Jacobson erlernt hatte.

Frau Huber führte als Hausaufgabe die „In sensu"-Übungen weiter, und konzentrierte sich darauf, bei der intensiven Vorstellung des gesamten Ablaufs eines Behandlungstermins jeweils Anspannung zu vermeiden bzw. wieder zu reduzieren. Nach vier Wochen Übungen konnte Frau Huber erstmals einen Augenarzttermin mit weniger Erwartungsangst und weniger Schmerzen wahrnehmen.

Angst vor Komplikationen (z. B. Hypoglykämien) und Folgeerkrankungen

Interessanterweise sprechen die Patienten selbst eher von einer „Angst vor Folgeerkrankungen", wenn sie einen zu hohen HbA1c-Wert haben, also ihre Angst durchaus berechtigt und realistisch ist. Eine pathologische, therapiebedürftige Angst ist hingegen immer durch dysfunktionale Gedanken und vermeidende Verhaltensweisen charakterisiert, die im Rahmen der Therapie identifiziert werden, und an deren Modifikation die Therapie ansetzt. Konfrontationsverfahren scheiden aus praktischen Gründen meist aus, z. B. können Variationen des Glukosespiegels (zu hoch oder niedrig) nicht induziert werden.

Die Unterscheidung zwischen realistischen und überzogenen Ängsten ist nicht immer leicht zu treffen. Eine Person, die häufig Hypoglykämien erlebt, die sie allein nicht bewältigen kann, hat mit Recht Angst vor diesen Situationen, denn sie gerät jedes Mal in eine sehr unangenehme und gefährliche Situation. Die Therapie wirkt dann auf ein Reduzieren der Hypoglykämien hin, entweder durch eine Veränderung der Insulindosierung oder durch ein Wahrnehmungstraining BGAT, das das rechtzeitige Erkennen der Hypoglykämie befördert. Eine Psychotherapie zur Angstreduktion wäre bei dieser Person kontraindiziert.

Ist die Angst realistisch oder überzogen?

Überzogene und damit psychopathologische *Hypoglykämie-Angst* drückt sich eher in einem durchgängig zu hohen Glukosespiegel und damit in einem zu hohen HbA1c-Wert aus. Obwohl die Person genau weiß, dass ständige Hyperglykämie das frühe Auftreten von Folgeerkrankungen befördert, hält sie ihre Glukose immer im „sicheren" Bereich (z. B. nie unter 140 mg/dl). Die physiologische Konsequenz aufgrund von Anpassungsvorgängen besteht darin, dass sie bereits bei leicht erniedrigten Glukosewerten (100 mg/dl), bei denen keine reale Gefahr einer Bewusstlosigkeit besteht, leichte Hypoglykämie-Symptome („komisches Gefühl") verspürt und sich wieder verunsichert fühlt. Aus dem Teufelkreis von Befürchtungen und deren (scheinbarer) Bestätigung kommt sie allein kaum heraus. Über lange Jahre entwickelt sich aus den Befürchtungen ein stabiles Vermeidungsverhalten. Typische Patientenreaktionen, d. h. Vermeidungsverhalten, können sein:
– Sehr häufiges Glukosemessen, meist ohne Dokumentation, um zu prüfen, ob die Glukose auch hoch genug ist, vor allem wenn die Person das Haus verlässt.
– Grundsätzlich weniger Insulin spritzen als berechnet, um auf „Nummer sicher" zu gehen.
– Starke Bewegung/Unternehmungen vermeiden, bzw. nur gemeinsam mit anderen laufen etc.

Am Vermeidungsverhalten ansetzen

Die Therapie setzt an der Veränderung des Vermeidungsverhaltens durch die Klärung von Fragen an, wie z. B.
– Wie kann es die Person erreichen, die berechnete Insulinmenge zu spritzen?
– Was hilft ihr dabei, was hindert sie daran?
– Was genau ist zu erwarten, wenn sie das Insulin richtig dosiert?
– Welchen Veränderungsschritt kann sie zuerst tun?

91

**Typische dysfunktionale Gedanken bei
Angst vor Hypoglykämien**

– Ich werde mich lächerlich machen.
– Ich werde auf der Straße umfallen.
– Ich werde mich nicht kontrollieren können.
– Ich werde etwas tun müssen, was ich nicht will (z. B. etwas essen außerhalb der Mahlzeiten).

Überzogene *Angst vor Folgeerkrankungen* drückt sich dagegen in ständig zu niedriger Glukose (HbA1c im Bereich nicht diabetischer Personen, viele meist unbemerkte Hypoglykämien) aus. Es stellt sich immer wieder die Frage, ob Personen, die über lange Zeiträume sehr niedrige Glukosewerte haben, an die sich der Organismus angepasst hat, irgendeine Form von Hochgefühl erleben, da sie nur sehr schwer von der Gefährlichkeit ihres Verhaltens zu überzeugen sind. Vermutungen gehen dahin, dass der Dauerzustand der Unterversorgung mit Glukose zu Veränderungen der Glukoseregulation im Gehirn führt.

**Typische dysfunktionale Gedanken bei
Angst vor Folgeerkrankungen**

– Mein diabetischer Vater hatte in meinem Alter Fußkomplikationen, die später zur Amputation führten.
– Ich werde es nicht schaffen, das Rauchen aufzuhören.
– Wenn ich immer alles noch strikter durchführe, als der Arzt es mir rät, kann mir nichts passieren.

Viele Gedanken fungieren als Sicherheitsanker, um die Angst zu verringern. Im sokratischen Dialog und vergleichbaren Verfahren erarbeitet der Therapeut mit dem Patienten eine realistischere Betrachtung sowie darauf aufbauende neue Verhaltensweisen. Im Rahmen eines Vorgehens nach dem Motivational Interviewing wäre die Entwicklung von Diskrepanzen der Schritt, über den der Patient selbst die Argumente zur Veränderung liefert.

Alternative Gedanken zu Hypoglykämien

– Ich kann langsam auf eine bessere Einstellung hinarbeiten.
– Ich kann ein winziges Hypoglykämie-Risiko aushalten, das ganze Leben birgt Risiken.
– Ich kann auch einmal Hilfe annehmen.

Alternative Gedanken zu Folgeerkrankungen

– Statt mich zu sorgen, besuche ich einen Kurs zur Raucherentwöhnung.
– Ich weiß, dass ich mehr für mich selbst tun müsste und werde jetzt damit beginnen.
– Mein Vater ist in einer anderen Zeit der Diabetesversorgung aufgewachsen.

Typische Therapieziele sind
– die Verbesserung der Wahrnehmung und Bewertung realer Zusammenhänge,
– die Verbesserung der Wahrnehmung und Benennung der eigenen Gefühle und der Äußerung eigener Bedürfnisse (z. B. nach Ruhe und Ungestörtheit, wenn der Patient müde von der Arbeit ist),
– Transfer und Generalisierung in das Alltagsleben,
– Steigerung der sozialen Kompetenz und Selbstsicherheit.

Beispiele für Techniken, die der Therapeut zur Arbeit an diesen Veränderungen einsetzen kann:
– Kognitive Umstrukturierung mittels kognitiven Reframings.
– Kognitives Rehearsal und Probehandeln, um die Beobachtung und Beachtung der eigenen Gedanken und Erwartungen in einer angstbesetzten Situation zu schulen.
– Veränderung der automatischen angstprovozierenden Kognitionen (z. B. durch internen Dialog oder Gedankenstopp).
– Schulung der Wahrnehmungs- und Differenzierungsleistungen durch Selbstbeobachtung (Tagebuch) bezüglich emotionaler Prozesse in Zusammenhang mit Problemsituationen.
– Angstbarometer.
– Vermittlung der Angstbewältigung durch Verdeutlichung des Stressmodells, des Teufelskreises der Angst und der Angstkurve.

4.4.2 Depressionen

Depressionen, die komorbid sowohl mit Typ-1- als auch mit Typ-2-Diabetes auftreten, stellen die häufigste Indikation für eine Psychotherapie dar. Durch verstärkte Öffentlichkeitsarbeit (Kampagne „Kompetenznetz Depression") werden Depressionen häufiger erkannt, die Behandlungsnachfrage steigt.

Die evidenzbasierte Therapie für Depressionen besteht in der Kombination von Medikation und kognitiver Verhaltenstherapie (Margraf, 2000).

Es spricht zunächst nichts gegen die Annahme, dass Patienten mit Diabetes und Depressionen von dieser Therapie ebenso wie Personen ohne Diabetes profitieren. Die medikamentöse Therapie muss jedoch unterschiedlich starke Auswirkungen der Antidepressiva auf den Stoffwechsel berücksichtigen, die daraus resultieren, ob das Medikament ins Gehirn gelangen kann oder nicht.

Für die kognitive Verhaltenstherapie können bei Diabetikern alle bewährten Verfahren eingesetzt werden. Hautzinger (1998) beschreibt die Behandlungsphasen einer solchen Therapie, und gibt einen Leitfaden für das Therapeutenverhalten. Das folgende Patientenbeispiel zeigt, wie die kognitive Verhaltenstherapie der Depression bei einer Typ-1-Diabetikerin verlaufen kann.

Fallbeispiel

Frau Kruse, 37 Jahre alt, Verwaltungsangestellte, allein erziehende Mutter eines 12-jährigen Sohnes, Diabetes seit 19 Jahren, schildert ihre Situation wie folgt:

Totale Lustlosigkeit „Ich bin so ziellos, dass ich versuche, den Tag zu überstehen, indem ich schlafe" gilt für manche Tage, zudem Gefühle von Müdigkeit, Leistungseinschränkung und Antriebslosigkeit.

Insgesamt werden ihre Probleme begleitet von depressiven Zuständen und Gefühlen der Hoffnungslosigkeit. Erstmaliges Auftreten dieser Problematik lässt sich nicht genau eingrenzen, sie beschreibt eine langsame schleichende Entwicklung. Ihre Schwächen sieht sie darin, sehr schnell gekränkt zu sein, sie könne nicht über ihre (innersten) Gefühle reden und gehe Streit aus dem Weg. Ihre Stärken sieht sie in ihrer Hilfsbereitschaft, Taktgefühl, und dass sie versuche, Streit zwischen anderen zu schlichten.

Im BDI liegt die Patientin mit einem Summenwert von 22 Punkten im Bereich einer ausgeprägten Depression, sie neigt jedoch zur Dissimulation. Über den Diabetes spricht sie nicht gerne, hat sich eine sorgfältige Selbstbehandlung antrainiert. Sie erlebt aber derzeit, wie das Auf und Ab der Gefühle ihre Blutzuckereinstellung in Form von unvorhersehbaren Schwankungen beeinflusst.

Verhaltensanalyse:
Die Patientin berichtet von starker Beeinträchtigung der Stimmung, Gefühlen der Wertlosigkeit, Kraftlosigkeit und Niedergeschlagenheit, Antriebsarmut und „Angst vor dem Druck, alles richtig machen zu müssen". Nach ihren Angaben bestehen massive Probleme in der Strukturierung des Tagesablaufes, sie hat das Gefühl, nie mit der Arbeit fertig zu werden, obwohl sie sich sehr anstrengt:

- *Typische Situation (S):* allein zu Hause sein, über ihre Situation und die Zukunft grübeln.
- *Organismus (O):* allgemein erhöhtes körperliches Erregungsniveau.
- *Reaktion (R) auf den 4 Ebenen:*
  - *körperlich:* Verdauungsstörungen, Magendrücken, Anspannung, Kopfschmerzen,
  - *kognitiv:* Ich halte das nicht mehr aus! Ich werde für immer unglücklich und einsam sein,
  - *emotionsbezogen:* Verzweiflung, „dass das nie besser wird",
  - *verhaltensbezogen:* Rückzug, denn in ihrem Zustand will sie sich keinem Menschen zumuten.
- *Konsequenz (C):* Steigerung der depressiven Stimmungslage, Abwärtsspirale.

Diagnose: depressive Episode, gegenwärtig mittelgradig (F32.1).

Therapieziele:
Festigung der Therapiemotivation, Verdeutlichung des Erklärungsmodells. Aufbau differenzierenden und relativierenden, auf das konkrete Verhalten bzw. die konkrete Erfahrung und Situation bezogenen Denkens. Erarbeitung von störungsaufrechterhaltenden Faktoren. Selbstwertregulierung durch Erfahrung von Selbsteffizienz, Stärkung des Selbstbewusstseins und der Selbstwirksamkeitsüberzeugung. Identifikation positiv besetzter Aktivitäten, Aufbau von Motivation zu Aktivität und positiver Selbstverstärkung. Vermittlung einer Technik zur körperlichen Entspannung. Erarbeitung einer Lebensperspektive unter Anwendung eines Problemlösetrainings.

Behandlungskomponenten:
- Schulung der Wahrnehmungs- und Differenzierungsleistungen sowie Identifikation depressiogener Situationen durch das Tagebuch.
- Identifikation automatischer Gedanken und kognitive Umstrukturierung nach Beck.
- Störungsaufrechterhaltende Faktoren sollen durch die Erarbeitung eines individuellen Störungs- und Bedingungsmodells identifiziert werden.
- Aktivitäten mit verstärkendem Charakter identifizieren (Erstellen einer individuellen Verstärkerliste).
- Nicht ängstliches und nicht depressives Verhalten verstärken (Kontingenzmanagement).
- Körperliche Entspannung durch Progressive Muskelentspannung nach Jacobson erlernen.
- Die Lebensperspektive betrachten und unter Anwendung eines Problemlöstrainings verändern.

Effektivität der Behandlung komorbider Depressionen

Forschungsarbeiten zum Thema „Diabetes und Depression" beschäftigen sich in der Überzahl mit zwei Fragen:
- Warum haben Menschen mit Diabetes häufiger Depressionen als Nicht-Diabetiker, geht die Depression dem Diabetes voraus?
- Wie wirkt sich die komorbide Depression auf die Diabeteseinstellung, die Lebensqualität und das Auftreten von Folgeerkrankungen etc. aus?

Die eindeutigen Ergebnisse (vgl. Kapitel 3.4.2) zum ungünstigen Einfluss der Depression auf die Diabetesprognose haben bisher kaum Konsequenzen in Form von Therapiestudien gezeitigt. Es liegen nur einige Studien zur medikamentösen Therapie vor. Es ist gut belegt (Lustman et al., 2000), dass für Menschen mit Diabetes die selektiven Serotonin-Wiederaufnahme-Hemmer (SSRI, z. B. Fluoxetin) die richtigen Medikamente sind. Alle anderen Antidepressiva greifen in den Glukosestoffwechsel ein und führen u. a. zu starker Gewichtszunahme. Goodnick (2001) gibt einen Überblick über die Wirksamkeit aller antidepressiven Pharmaka bei Diabetes.

Behandlung mit Medikamenten: klare Aussagen

Am besten ist die Behandlung mit Fluoxetin, einem SSRI belegt. Methodisch gute Doppelblind-Studien konnten zeigen, dass 60 mg tägliche Fluoxetin-Gabe über 12 Monate nicht nur die depressiven Symptome verringerte, sondern auch die Diabeteseinstellung verbesserte. Die Patienten reduzierten ihr Gewicht durchschnittlich um 9,3 kg, die Nüchtern-Blutglukose und der HbA1c-Wert sanken signifikant und klinisch bedeutsam. Hingegen verbesserte ein Noradrenalin Wiederaufnahmehemmer (Nortriptylin) zwar die depressiven Gefühle, verschlechterte jedoch die wichtigen Parameter der Diabeteseinstellung. Für niedergelassene Psychotherapeuten empfiehlt sich die Zusammenarbeit mit einem Psychiater, dem diese Zusammenhänge bekannt sind und der dann eine diabetesverträgliche Pharmakotherapie auswählt.

Zur Behandlung von depressiven Diabetikern mit kognitiver Verhaltenstherapie liegen bisher kaum Studien vor. Lustman und Kollegen (1998) verglichen in einer randomisierten Therapiestudie die Wirkung einer zehnwöchigen kognitiven Verhaltenstherapie mit der Standard-Diabetesschulung. Als Ergebnisvariable wurde u. a. das Beck-Depressions-Inventar (BDI) gewählt: die Teilnehmer sollten nicht depressive Werte (BDI < 9) erreichen. 85,0 % der behandelten Personen verbesserten sich zu diesem Ziel, aber nur 27,3 % der Kontrollpersonen. Bei der 6-Monats-Katamnese blieb dieser Unterschied signifikant. Die Schwächen der Studie von Lustman bestehen in der sehr kleinen Stichprobe (Therapiegruppe: 20 Personen), und in der Nicht-Behandlung der Kontrollgruppe, was sich aus heutiger Sicht angesichts wirksamer Depressionsbehandlungen nicht mehr vertreten lässt.

96

Da die Komorbidität von Diabetes und Depression durch den stetigen Anstieg beider Erkrankungen in der älter werdenden Bevölkerung absehbar stark zunehmen wird, bemühen sich andere Forscher darum, kostengünstige Verfahren einer kombinierten Behandlung zu entwickeln. Verfahren wie Schulung und Aktivierung zur Verbesserung der Stimmung wurden entweder mit einem Problemlösetraining oder einer Depressionsmedikation kombiniert (Katon et al., 2006). Die Effektivität dieser Ansätze ließ sich in erstaunlichen Zahlen fassen:

Verhaltens-
interventionen
senken die
Behandlungs-
kosten bei
Diabetes

- Im Beobachtungszeitraum von 24 Monaten hatten die Teilnehmer der Intervention im Durchschnitt 115 depressionsfreie Tage mehr als die der Standardbehandlung.
- Bei um 25 US-Dollar höheren Kosten pro trainierter Person „kostete" jeder depressionsfreie Tag 25 Cent.
- Jedes Lebensjahr mit höherer Lebensqualität kostete zwischen 198 und 397 US-Dollar.

Zusammenfassung

Die psychotherapeutische Behandlung von Ängsten, Depressionen und anderen psychischen Störungen, die komorbid mit Diabetes auftreten, ist notwendig, um die Diabeteseinstellung zu verbessern und die Lebensqualität der Betroffenen zu erhöhen. Kontrollierte Studien zur Komorbiditätsbehandlung liegen bisher kaum vor. Es ist für klinische Zwecke jedoch sinnvoll, davon auszugehen, dass die bewährten Verfahren der Verhaltenstherapie zur Behandlung von Ängsten und Depressionen ebenso bei Menschen mit komorbidem Diabetes wirksam sind.

---

5 Schlussbetrachtung und Ausblick: Die Klinische Psychologie ist gefragt

In einem Editorial drücken sich die renommierten Diabetesforscher Fisher und Glasgow (2007) sehr klar aus: „Das menschliche Verhalten ist das Problem bei der Diabetesbehandlung". Das Wissen über die optimale Diabetesbehandlung und -prävention ist vorhanden. Enorme Fortschritte bezüglich der Medikation und der nötigen Geräte durch die Entwicklungen aus Genetik, Biotechnologie und Bioengineering können jedoch nicht verhindern, dass die meisten Patienten mit Diabetes weiterhin zeitweise oder ständig Probleme haben, die klaren Ziele der Selbstbehandlung zu erreichen.

Fisher und Glasgow schlagen drei Richtungen vor, die der Problemlösung dienlich wären. Ihre Vorschläge:

– Nicht nur die Verhaltens- und Bildungsspezialisten sollten die Prinzipien von *Lernen und Verhaltensänderung* anwenden, sondern alle Mitglieder des Diabetesteams sollten Verhaltensexperten werden.
– In allen klinischen Settings sollten Prinzipien der Verhaltenssteuerung effektiv verwendet werden: Interventionen werden *Teil eines langfristig weiterlaufenden Programms chronischer Behandlung.* Der Aufrechterhaltung gelernten Verhaltens gebührt Aufmerksamkeit in häufigeren kurzen Interventionen, deren kritisches Element die Berücksichtigung von Überzeugungen, Kenntnissen, Vorlieben, Verhalten und sozialem Kontext der Patienten ist. Auch Verfahren wie Telefon- und Internetkontakte, automatisierte Erinnerungen (Prompts) bei Programmen oder Gruppenvisiten (Piette, 2007) können kreativ für solche kurzen, gezielten Interventionen eingesetzt werden.
– Da Diabetes nicht geheilt werden kann, folglich günstiger Lebensstil und Selbstbehandlungsverhalten über sehr lange Zeiträume im Alltagsleben aktiv betrieben werden sollten, spielen die Ressourcen der Lebensumwelt, soziale Normen des Verhaltens und die lokale Politik zu diesen Bereichen eine Rolle. Gesundheitsexperten können und sollen darauf *Einfluss nehmen.*

5.1 Ausblick

Da nicht ganz auszuschließen ist, dass Sie, der Leser, Psychologe/Verhaltensexperte sind und sich heute mit dem Gedanken tragen, morgen etwas für Menschen mit Diabetes anzubieten, beschließe ich mein Buch mit einer kleinen Sammlung von Vorschlägen konkreter Aktionen für Sie:

Vorschläge für niedergelassene Psychotherapeuten
– Lesen Sie im Internet Diskussionen von Typ-1-Diabetes-Foren.   – Fragen Sie Verwandte, die Diabetes haben, wie es ihnen damit geht.   – Nehmen Sie Kontakt zu einer örtlichen Diabetes-Einrichtung/Selbsthilfegruppe/Spezialpraxis auf und sprechen Sie darüber, welche Therapieangebote Sie machen.   – Prüfen Sie, welche spezifischen Kompetenzen, die Sie im Umgang mit anderen Patienten erworben haben, im Diabetesbereich nützlich sein können.   – Informieren Sie sich über die Weiterbildung zum Fachpsychologen Diabetes DDG (vgl. auch Anhang, S. 108).

Vorschläge für Hochschullehrer
– Berücksichtigen Sie Diabetes in Ihrer Vorlesung.
– Holen Sie einen Psychologen aus einer Diabetesklinik ins Seminar über Berufskunde.
– Wählen Sie Beispiele aus der Diabetesbehandlung bei der Vorstellung von Methoden der Verhaltensänderung.
– Informieren Sie sich über psychologisch-diabetologische Forschungsprojekte.
– Prüfen Sie, ob Ihr Forschungsinteresse Schnittmengen mit Diabetesthemen hat.

Vorschläge für Kollegen, die gerne in der Aus-, Fort- und Weiterbildung tätig sind
– Informieren Sie sich über lokale Bildungsangebote zu Diabetes.
– Nehmen Sie Kontakt zu Diabetesschulungspersonen auf.
– Konzipieren Sie einen kurzen Vortrag zur Anwendung von Verfahren x in der Diabetesbehandlung und bieten Sie ihn einer Klinik an.
– Konzipieren Sie Seminare zu Verfahren wie Motivational Interviewing/Problemlösetechniken/Verhaltensverträge, die inhaltlich auf Diabetesprobleme abgestimmt sind.

Vielleicht finden Sie auch persönliche Gründe, sich dieser Thematik zu widmen. Wir lernen von unseren Patienten: Den Umgang mit einer nicht heilbaren Krankheit, die jahrzehntelanges Problemlösen erfordert, selbsteffizient und kontrolliert zu sein, beständig für sich zu sorgen und dabei das Leben zu genießen – das kann nicht jeder. Lernen Sie diese Patienten kennen!

6 Weiterführende Literatur

Ehlert, U. (2003). *Verhaltensmedizin*. Berlin: Springer.
Hürter, P. (1997). *Diabetes bei Kindern und Jugendlichen. Klinik, Therapie, Rehabilitation.* (5. Aufl.). Berlin, Heidelberg: Springer.
Lange, K. & Hirsch, A. (Hrsg.). (2002). *Psycho-Diabetologie: Personenzentriert beraten und behandeln*. Mainz: Kirchheim.
Schatz, H. (Hrsg.). (2006). *Diabetologie kompakt* (4. Aufl.). Berlin, Wien: Blackwell.

7 Literatur

American Diabetes Association (ADA) (2006). Standards of Medical Care in Diabetes-2006. *Diabetes Care, 29,* S4–S42.

Anderson, R., Funell, M., Carlson, A., Saleh-Statin, N., Cradock, S. & Skinner, T. C. (2000). Facilitating Self-care through Empowerment. In F. J. Snoek & T. C. Skinner (Eds.), *Psychology in Diabetes Care* (pp. 69–98). Chichester: Wiley & Sons.

Anderson, R. J., Freedland, K. E., Clouse, R. E. & Lustman, P. J. (2001). The prevalence of comorbid depression in adults with diabetes. A meta-analysis. *Diabetes Care, 24,* 1069–1078.

Bischoff, C. & Zenz, H. (1989). *Patientenkonzepte von Körper und Krankheit.* Bern: Huber.

Bott, U. (2000). Patientenschulung als Grundlage der Therapie. In M. Berger (Hrsg.), *Diabetes mellitus* (2. Aufl., S. 336–361). München: Urban & Fischer.

Bradley, C. (Ed.). (1996). *Handbook of Psychology and Diabetes. A guide to psychological measurement in diabetes research and practice.* Amsterdam: Harwood.

Brown, L. C., Majumdar, S. R., Newman, S. C. & Johnson, J. A. (2005). History of depression increases risk of type 2 diabetes in younger adults. *Diabetes Care, 28,* 1063–1067.

Buchanan, T. A. (2003). Prevention of Type 2 Diabetes: what is it really? (Editorial) *Diabetes Care, 26, 4,* 1306–1308.

Buse, J. & Raftery, L. (2002). What we think and what we know (Editorial). *Diabetes Care, 25, 10,* 1876–1878.

Channon, S. J., Huws-Thomas, M. V., Rollnick, S., Hood, K., Cannings-John, R. L., Rogers, C. & Gregory, J. W. (2007). A multicenter randomized controlled trial of Motivational Interviewing in teenagers with diabetes. *Diabetes Care, 30,* 1390–1395.

Clarke, W. L., Cox, D. J., Gonder-Frederick, L. A. & Kovatchev, B. (1999). Hypoglycemia and the decision to drive a motor vehicle by persons with diabetes. *Journal of the American Medical Association, 282,* 750–754.

Cosway, R., Strachan, M. W. J., Dougall, A., Frier, B. M. & Deary, I. J. (2001). cognitive function an information processing in Type 2 diabetes. *Diabetic Medicine, 18,* 803–810.

Cox, D. J., Gonder-Frederick, L. A., Kovatchev, B. P., Julian, D. M. & Clarke, W. (2000). Progressive hypoglycaemia's impact on driving simulation performance. *Diabetes Care, 23,* 163–170.

Cox, D. J., Gonder-Frederick, L., Polonsky, W., Schlundt, D., Kovatchev, W. & Clarke, W. (2001). Blood Glucose Awareness Training (BGAT II) Long-term benefits. *Diabetes Care, 24,* 637–642.

Cox, D. J., Gonder-Frederick, L., Ritterband, L., Patel, K., Schächinger, H., Fehm-Wolfsdorf, G., Hermanns, N., Snoek, F., Zrebiec, J., Polonsky, W., Schlundt, D., Kovatchev, B. & Clarke, W. (2006). Blood Glucose Awareness Training: What is it, where is it, and where is it going? *Diabetes Spectrum, 19,* 43–49.

Cryer, P. (1994). Banting Lecture. Hypoglycemia: the limiting factor in the management of IDDM. *Diabetes, 43,* 1378–1389.

DCCT Research Group (1993). The effect of intensive treatment of diabetes on the development and progression of long-term complications in insulin-dependent diabetes mellitus. The Diabetes Control and Complications Trial Research Group. *New England Journal of Medicine, 329,* (14), 977–986.

DCCT Research Group (2007). Long-term effect of diabetes and ist treatment on cognitive function. The Diabetes Control and Complications Trial/Epidemiology of Diabetes Interventions and Complications Study Research Group. *New England Journal of Medicine, 356, (18)*, 1842–1852.

Delamater, A. M., Jacobson, A. M., Anderson, B., Cox, D., Fisher, L., Lustman, P., Rubin, R. & Wysocki, T. (2001). Psychosocial therapies in diabetes. *Diabetes Care, 24,* 7, 1286–1292.

Diabetes Prevention Program Research Group (2002a). Reduction in the incidence of type 2 diabetes with lifestyle intervention or metformin. *New England Journal of Medicine, 346,* 393–403.

Diabetes Prevention Program Research Group (2002b). The diabetes prevention program: Description of lifestyle intervention. *Diabetes Care, 25,* 2165–2171.

Doherty, Y., James, P. & Roberts, S. (2000). Stage of change counseling. In F. J. Snoek & T. C. Skinner (Eds.), *Psychology in Diabetes Care* (pp. 99–140). Chichester: Wiley & Sons.

Dunn, S. M. & Turtle, J. R. (1981). The myth of the diabetic personality. *Diabetes Care, 4,* 640–646.

Eaton, W. W., Armenian, H., Gallo, J., Pratt, L. & Ford, D. E. (1996). Depression and risk for inset of type 2 diabetes. *Diabetes Care, 19,* 1097–1102.

Engelhardt, D. von (Hrsg.). (1989). *Diabetes – Its Medical and Cultural History.* Berlin: Springer.

Engum, A., Mykletun, A., Midthjell, K., Holen, A. & Dahl, A. A. (2005). Depression an Diabetes. A large population-based study of sociodemgraphic, lifestyle, and clinical factors associated with depression in type 1 and type 2 diabetes. *Diabetes Care, 28,* 1904–1909.

Fehm, H. L., Kern, W. & Peters, A. (2006). The selfish brain: Competition for energy resources. *Progress in Brain Research, 153,* 129–140.

Fehm, H. L. & Peters, A. (2006). Ist der Typ-2-Diabetes eine zentralnervöse Erkrankung? *Diabetologie, 1,* 103–105.

Fehm, L. & Fehm-Wolfsdorf, G. (2001). Hausaufgaben in der Psychotherapie. *Psychotherapeut, 46,* 6, 386–390. Oder online: *SpringerLink* 1432–2080.

Fehm, L. & Fehm-Wolfsdorf, G. (2008). Therapeutische Hausaufgaben. In J. Margraf & S. Schneider (Hrsg.), *Lehrbuch der Verhaltenstherapie* (Bd. 1, S. 709–719). Berlin: Springer.

Fehm, L. & Helbig, S. (2008). *Hausaufgaben in der Psychotherapie – Strategien und Materialien für die Praxis.* Göttingen: Hogrefe.

Fehm-Wolfsdorf, G. (2002a). Diabetes mellitus. In U. Ehlert (Hrsg.), *Lehrbuch der Verhaltensmedizin* (S. 531–551). Heidelberg: Springer.

Fehm-Wolfsdorf, G. (2002b). Hypoglykämien gut erkennen und behandeln – und am besten vorhersehend vermeiden. In K. Lange & A. Hirsch (Hrsg.), *Psycho-Diabetologie: Personenzentriert beraten und behandeln* (S. 200–215). Mainz: Kirchheim.

Fehm-Wolfsdorf, G., Kerner, W. & Peters, A. (1997). *Blutglukose Wahrnehmungs-Training (BGAT).* Manual zum Training. Lübecker Institut für Verhaltensmedizin.

Fehm-Wolfsdorf, G. & Peters, A. (2005). Erfolgreiche Arbeit mit dem Blutglukose-Wahrnehmungstraining (BGAT) in deutschen Praxen und Kliniken. *Diabetes und Stoffwechsel, 14,* 116.

Fehm-Wolfsdorf, G., Pohl, J. & Peters, A. (2007). Blutglukose-Wahrnehmungstraining (BGAT nach Cox) in der Praxis: Einjahreskatamnese. *Diabetes und Stoffwechsel, 16,* 341.

Ferguson, S. C., Blane, A., Perros, P., McCrimmon, R. J., Best, J. J. K., Wardlaw, J., Deary, I. J. & Frier, B. M. (2003). Cognitive ability and brain structure in type 1 diabetes.

Relation to microangiopathy and preceding severe hypoglycaemia. *Diabetes, 52,* 149–156.

Fisher, L. & Glasgow, R. E. (2007). A call for more effectively integrating Behavioral and Social Science principles into comprehensive Diabetes Care. *Diabetes Care, 30,* 2746–2749.

Frier, B. M. (2003). Diabetes mellitus and lifestyle: driving, employment, prison, insurance, smoking, alcohol and travel. In J. C. Pickup & G. Williams (Eds.), *Textbook of Diabetes* (3rd ed., chap. 68). Oxford: Blackwell.

Frier, B. M. & Sommerfield, A. J. (2002). What are the long-term consequences of hypoglycaemia in Type 1 diabetes? In A. H. Barnett (Ed.), *Diabetes Annual 2002* (pp. 87–118). London: Martin Dunitz.

Glasgow, R. E. & Anderson, R. M. (1999). In Diabetes Care moving from compliance to adherence is not enough. *Diabetes Care, 22,* 2090–2092.

Glasgow, R. E., Fisher, E. B., Anderson, B. J., LaGreca, A., Marrero, D., Johnson, S. B., Rubin, R. R. & Cox, D. J. (1999). Behavioral Science in Diabetes. *Diabetes Care, 22,* 832–843.

Gold, A. E., Deary, I. J., MacLeod, K. M. & Frier, B. M. (1995). The effect of IQ level on the degree of cognitive deterioration experienced during acute hypoglycaemia in normal humans. *Intelligence, 20,* 267–290.

Gonder-Frederick, L., Cox, D., Clarke, W. & Julian, D. (2000). Blood Glucose Awareness Training. In F. J. Snoek & T. C. Skinner (Eds.), Psychology in Diabetes Care (pp. 168–206). Chichester: Wiley & Sons.

Gonder-Frederick, L., Cox, D., Kovatchev, B., Schlundt, D. & Clarke, W. (1997). A bio-psychobehavioral model of risk of severe hypoglycaemia. *Diabetes Care, 20,* 661–669.

Goodnick, P. J. (2001). Use of antidepressants in treatment of comorbid diabetes mellitus and depression as well as in diabetic neuropathy (Review). *Annals of Clinical Psychiatry, 13,* 1, 31–41.

Goodwin, R. D. & Weisberg, S. P. (2002). Childhood abuse and diabetes in the community. *Diabetes Care, 24,* 801–802.

Graf, K. E. (2002). Gewichtsreduktion bei Menschen mit Typ-2-Diabetes: Chancen und Grenzen erkennen. In K. Lange & A. Hirsch (Hrsg.), *Psycho-Diabetologie: Personenzentriert beraten und behandeln* (S. 180–199). Mainz: Kirchheim.

Groot, M. de, Anderson, R. J., Freedland, K. E., Clouse, R. E. & Lustman, P. J. (2001). Association of depression and diabetes complications: A meta-analysis. *Psychosomatic Medicine, 63,* 619–630.

Hauner, H. (2005). Epidemiologie und Prognose des Diabetes. In M. Nauck, G. Brabant & H. Hauner (Hrsg.), *Kursbuch Diabetologie* (S. 14–17). Mainz: Kirchheim.

Hautzinger, M. (1998). *Depression.* Göttingen: Hogrefe.

Hautzinger, M., Bailer, M., Keller, F. & Worrall, H. (1994). *Das Beck Depressionsinventar (BDI).* Bern: Huber.

Herpertz, S., Petrak, F., Albus, C., Hirsch, A., Kruse, J. & Kulzer, B. (2003). Psychosoziales und Diabetes mellitus. Evidenzbasierte Diabetes-Leitlinie DDG. *Diabetes und Stoffwechsel, 12,* 69–94.

Herpertz, S., Petrak, F., Kruse, J., Kulzer, B, Lange, K & Albus, C. (2006). Essstörungen und Diabetes mellitus. *Therapeutische Umschau, 63,* 515–519.

Hirsch, A. (1999). *Diabetes ist meine Sache: Hilfen zum Umgang mit Angst, Wut und Traurigkeit.* Mainz: Kirchheim.

Hirsch, A. (2002). Empowerment bei Diabetes: Den eigenen Weg finden. In K. Lange & A. Hirsch (Hrsg.), *Psycho-Diabetologie: Personenzentriert beraten und behandeln* (S. 10–27). Mainz: Kirchheim.

Hübner, P. (2002). Sexualprobleme bei Männern: Wenn nichts mehr geht. In K. Lange & A. Hirsch (Hrsg.), *Psycho-Diabetologie: Personenzentriert beraten und behandeln* (S. 270–287). Kirchheim: Mainz.

Hürter, P. (1997) *Diabetes bei Kindern und Jugendlichen. Klinik, Therapie, Rehabilitation* (5. Aufl.). Berlin: Springer.

Hürter, P., Jastram, H.-U., Regling, B., Toeller, M., Lange, K., Weber, B., Burger, W. & Haller, R. (1997). *Diabetes-Buch für Kinder.* Mainz: Kirchheim.

Irvine, A., Cox, D. & Gonder-Frederick, L. (1996). The Fear of Hypoglycemia Scale. In C. Bradley (Ed.), *Handbook of Psychology and Diabetes. A guide to psychological measurement in diabetes research and practice* (pp. 133–157). Amsterdam: Harwood.

Jacobson, A. M. (1996). The psychological care of patients with insulin-dependent diabetes mellitus. *New England Journal of Medicine, 334* (19), 1249–1253.

Jovanovic, L. (1998). Sex and the diabetic women: Desire versus dysfunction. *Diabetes Review, 6,* 65–72.

Kanfer, F. H., Reinecker, H. & Schmelzer, H. (1990). *Selbstmanagement-Therapie.* Berlin: Springer.

Katon, W., Korff, M. von, Ciechanowski, P., Russo, J., Lin, E., Simon, G., Ludman, E., Walker, E., Bush, T. & Young, B. (2004). Behavioral and clinical factors associated with depression among individuals with diabetes. *Diabetes Care, 27,* 914–920.

Katon, W., Unützer, J., Fan, M. Y., Williams, J. W., Schoenbaum, M., Lin, E. H. & Hunkeler, E. M. (2006). Cost-effectiveness and net benefit of enhanced treatment of depression for older adults with diabetes and depression. *Diabetes Care, 29,* 265–270.

Kerner, W., Fuchs, C., Radaelli, M., Böhm, B. O., Köbberling, J., Scherbaum, W. A. & Tillil, H. (2001). Definition, Klassifikation und Diagnostik des Diabetes mellitus. In W. A. Scherbaum, K. W. Lauterbach & H. G. Joost (Hrsg.), *Evidenzbasierte Diabetes-Leitlinien DDG.* Bochum: Deutsche Diabetes-Gesellschaft.

Kinsley, B. T., Weinger, K., Bajaj, M., Levy, C. J., Simonson, D. C., Quigley, M., Cox, D. J. & Jacobson, A. M. (1999). Blood Glucose Awareness Training and epinephrine responses to hypoglycemia during intensive treatment in Type 1 Diabetes. *Diabetes Care, 22,* 1022–1028.

Knight, K. M., McGowan, L., Dickens, C. & Bundy, C. (2006). A systematic review of motivational interviewing in physical health care settings. *British Journal of Health Psychology, 11,* 319–332.

Knutson, K. L., Spiegel, K., Penev, P. & Van Cauter, E. (2007). The metabolic consequences of sleep deprivation. *Sleep Medicine Reviews, 11, 3,* 163–178.

Krichbaum, K., Aarestad, V. & Buethe, M. (2003). Exploring the connection between self-efficacy and effective diabetes self-management. *The Diabetes Educator, 29, 4,* 653–662.

Kruse, J., Schmitz, N. & Thefeld, W. (2003). On the association between diabetes and mental disorders in a community sample. *Diabetes Care, 26,* 1841–1846.

Kulzer, B., Albus, C., Herpertz, S., Kruse, J., Lange, K. & Petrak, F. (2006). Psychosoziales und Diabetes. Aktualisierung der DDG Praxis-Leitlinie. *Diabetologie, 1,* (Suppl. 2), 217–223.

Lange, K. (1997). Psychosoziale Situation und psychologische Betreuung diabetischer Kinder, Jugendlicher und ihrer Eltern. In P. Hürter (Hrsg.), *Diabetes bei Kindern und Jugendlichen* (5. Aufl.). Berlin, Heidelberg: Springer.

Lange, K., Burger, W., Haller, R., Heinze, E., Holl, R., Hürter, P., Schmidt, H. & Weber, B. (1995). *Diabetes bei Jugendlichen: Ein Schulungsprogramm.* Mainz: Kirchheim.

Lauber, H. (2004). *Fit wie ein Diabetiker* (2. Aufl.). Mainz: Kirchheim.

Lustman, P. J., Freedland, K. E., Griffith, L. S. & Clouse, R. E. (2000). Fluoxetine for depression in diabetes. *Diabetes Care, 23,* 5, 618–623.

Lustman, P. J., Griffith, L. S., Freedland, K. F., Kissel, S. S. & Clouse, R. E. (1998). Cognitive behavior therapy for depression in type 2 diabetes mellitus: A randomized, controlled trial. *Annals of Internal Medicine, 129,* 613–621.

Lustman, P. J., Griffith, L. S., Gavard, J. A. & Clouse, R. E. (1992). Depression in adults with diabetes. *Diabetes Care, 15,* 1631–1639.

Malcherczyk, L. & Finck, H. (2002). *Diabetes und Soziales.* Mainz: Kirchheim.

Margraf, J. (2000). *Lehrbuch der Verhaltenstherapie* (2. Aufl.). Heidelberg: Springer.

Martin, S., Schneider, B., Heinemann, L., Lodwig, V., Kurth, H. J., Kolb, H. & Scherbaum, W. (2006). Self-monitoring of blood glucose in type 2 diabetes and long-term outcome: An epidemiological cohort study. *Diabetologia, 49,* 1702–1703.

Miller, W. R. & Rollnick, S. (1999). *Motivierende Gesprächsführung.* Freiburg: Lambertus.

Mooy, J. M., de Vries, H., Grootenhuis, P. A., Bouter, L. M. & Heine, R. J. (2000). Major stressful life events in relation to prevalence of undetected type 2 diabetes: The Hoorn Study. *Diabetes Care, 23,* 197–201.

Nilsson, R. (2000). Endocrine modulators in the food chain and environment. *Toxicologic Pathology, 28,* 420–431.

Pennebaker, J. W. (1982). *The Psychology of Physical Symptoms.* New York: Springer.

Peters, A., Hubold, C. & Lehnert, H. (2008). Gehirn und metabolisches Syndrom (Leitthema). *Der Diabetologe, 4,* 3, 189–195.

Peters, A., Schweiger, U., Pellerin, L., Hubold, C., Ortmanns, K. M., Conrad, M., Schultes, B., Born, J. & Fehm, H. L. (2004). The selfish brain: Competition for energy resources. *Neuroscience and Biobehavioral Reviews, 28,* 143–180.

Peveler, R. C., Bryden, K. S., Fairburn, C. G., Mayou, R. A., Dunger, D. B. & Turner, H. M. (2005). The relationship of disordered eating habits and attitudes to clinical outcomes in young adult females with type 1 diabetes. *Diabetes Care, 28,* 84–88.

Peyrot, M. & Rubin, R. R. (2007). Behavioral and Psychosocial Interventions in Diabetes. *Diabetes Care, 30,* 2433–2440.

Pfohl, M. (2006). Patientenschulung – eine wesentliche Grundlage der Diabetestherapie. In H. Schatz (Hrsg.), *Diabetologie kompakt* (4. Aufl.). Berlin, Wien: Blackwell.

Piette, J. D. (2007). Interactive behavior change technology to support diabetes self-management (Review). *Diabetes Care, 30,* 2425–2432.

Pohl, J., Frohnau, G., Kerner, W. & Fehm-Wolfsdorf, G. (1997). Symptom awareness is affected by the subjects' expectations during insulin-induced hypoglycemia. *Diabetes Care, 20,* 796–802.

Polonsky, W. H., Anderson, B. J. & Lohrer, P. A. (1994). Insulin omission in women with IDDM. *Annals of Behavioral Medicine, 17,* 1178–1185.

Prochaska, J. O. (1994). Strong and weak principles for progressing from precontemplation to action on the basis of twelve problem behaviours. *Health Psychology, 13,* 47–51.

Rathmann, W., Haastert, B., Icks, A., Herder, C., Kolb, H., Holle, R., Mielck, A., Meisinger, C., Wichmann, H. E. & Giani, G. (2005). The diabetes epidemic in the elderly population in Western Europe: Data from population-based studies. *Gesundheitswesen, 67,* Suppl 1, 10–14.

Reinecker, H. (1995). Selbstmanagement bei Diabetes mellitus. In F. Petermann (Hrsg.), *Diabetes mellitus. Sozial- und verhaltensmedizinische Ansätze.* Göttingen: Hogrefe.

Rollnick, S., Mason, P. & Butler, C. (1999). *Health Behaviour Change.* Kent: Churchill Livingstone.

Roth, R. (2002). Kinder mit Diabetes: Die ganze Familie ist betroffen. In K. Lange & A. Hirsch (Hrsg.), *Psycho-Diabetologie: Personenzentriert beraten und behandeln* (S. 92–111). Mainz: Kirchheim.

Roth, R., Kulzer, B., Teupe, B. & Borkenstein, M. (1996). *Diabetes-Wissens-Test: Typ 1 Diabetes.* Hogrefe: Göttingen.

Rubin, R. R. (2000). Psychotherapy and counseling in Diabetes mellitus. In F. J. Snoek & T. C. Skinner (Eds.), *Psychology in Diabetes Care* (pp. 235–264). Chichester: Wiley & Sons.

Rubin, R. R., Peyrot, M. & Siminerio, L. M. (2006). Health care and patient-reported outcomes Results of the cross-national Diabetes Attitudes, Wishes and Needs (DAWN) study. *Diabetes Care, 29,* 1249–1255.

Saam, F., Kann, P. H. & Ivan, D. (2006). Medizinische Trainingstherapie bei Diabetes mellitus: Einfluss eines regelmäßigen körperlichen Trainings auf Risikofaktoren für Folgeerkrankungen bei Typ 2 Diabetes. *Diabetologie, 1,* 26–45.

Saß, H., Wittchen, H.-U. & Zaudig, M. (1999). *Handbuch der Differentialdiagnosen DSM-IV.* Göttingen: Hogrefe.

Schiavi, R.-C., Stimmel, B.-B., Mandeli, J., Schreiner-Engel, P. & Ghizzani, A. (1995). Diabetes, psychological function and male sexuality. *Journal of Psychosomatic Research, 39,* 305–314.

Schmid, S. & Schultes, B. (2006). Schlafmangel – Risikofaktor für Adipositas und Diabetes? *Diabetologie, 1,* 122–127.

Schneider, S. & Margraf, J. (2006). *DIPS Diagnostisches Interview bei psychischen Störungen* (3. Aufl.). Heidelberg, Berlin: Springer.

Schulze, M. B., Hoffmann, K. & Boeing, H. (2007). A simple and accurate risk score to predict the development of type 2 diabetes. *Diabetes Care, 30,* 510–515.

Serra, E. (2002). Diabetesmanifestation bei Kindern: Die ersten Tage gut begleiten. In K. Lange & A. Hirsch (Hrsg.), *Psycho-Diabetologie: Personenzentriert beraten und behandeln* (S. 76–91). Mainz: Kirchheim.

Shillitoe, R. W. (1988). *Psychology and Diabetes.* London: Chapman & Hall.

Siemiatycki, J., Colle, E., Campbell, S., Dewar, R. A. & Belmonte, M. M. (1998). Case-control study of IDDM. *Diabetes Care, 12,* 3, 209–216.

Sommerfield, A. J., Deary, I. J., McAulay, V. & Frier, B. M. (2003). Short-term, delayed, and working memory are impaired during hypoglycaemia in individuals with type 1 diabetes. *Diabetes Care, 26,* 390–396.

Standl, E. & Mehnert, H. (1998). *Das große TRIAS-Handbuch für Diabetiker. Wie Sie unbeschwert und aktiv mit Diabetes leben.* Stuttgart: Trias.

Surwit, R. S. & Schneider, M. S. (1993). Role of stress in the etiology and treatment of diabetes mellitus. *Psychosomatic Medicine, 55,* 380–393.

Surwit, R. S., Tilburg, M. A. L. van, Zucker, N., McCaskill, C. C., Parekh, P., Feinglos, M. N., Edwards, C. L., Williams, P. & Lane, J. D. (2002). Stress management improves long-term glycemic control in type 2 diabetes. *Diabetes Care, 25,* 20–34.

Talbot, F. & Nouwen, A. (2000). A review of the relationship between depression and diabetes in adults. *Diabetes Care, 23,* 1556–1562.

Tuomilehto, J., Lindström, J., Eriksson, J. G. et al. (2001). Prevention of type 2 diabetes mellitus by changes in lifestyle among subjects with impaired glucose tolerance. *New England Journal of Medicine, 344,* 1343–1350.

Welch, G. W., Jacobson, A. M. & Polonsky, W. H. (1997). The Problem Areas in Diabetes Scale: an evaluation of its clinical utility. *Diabetes Care, 20,* 760–766.

West, D. S., DiLillo, V., Bursac, Z., Gore, S. A. & Greene, P. G. (2007). Motivational Interviewing improves weight loss in women with type 2 diabetes. *Diabetes Care, 30,* 1081–1087.

Wing, R. R., Goldstein, M. G., Acton, K. J., Birch, L. L., Jakicic, J. M., Sallis, J. F., Smith-West, D. C., Jeffery, R. W. & Surwit, R. S. (2001). Behavioral science research in diabetes. Lifestyle changes related to obesity, eating behavior, and physical activity. *Diabetes Care, 24,* 117–123.

Zimmet, P., Alberti, K. G. M. M. & Shaw, J. (2001). Global and societal implications of the diabetes epidemic. *Nature, 414,* 782–787.

8 Anhang

Hilfreiche Internet-Adressen

Wenn Sie bei Google den Begriff „Diabetes" eingeben, bekommen Sie derzeit ca. 6,62 Millionen Einträge angezeigt. Um die Spreu vom Weizen zu trennen, schlage ich vor, zunächst mit eindeutig „seriösen" Webseiten zu starten und sich ggf. von dort aus über Links zu Ihren speziellen Fragen vorzuarbeiten. Auch im Bereich Diabetes tummeln sich (heute vor allem im Internet) die Wunderheiler, die unter dem Titel „Diabetes heilen" mittels einer biologischen Heilbehandlung den Ängstlichen große Versprechungen machen. Skepsis ist berechtigt.

Andererseits haben sich viele Patienten – vor allem die Jugendlichen – von der Vorherrschaft der medizinischen Experten gelöst und tauschen sich als „Experten für ihre Erkrankung" in Internetforen über ihre Erfahrungen aus. Dadurch ist vermutlich ein neuer Einflussfaktor auf das Selbstmanagement entstanden, dessen Gewicht und Ausrichtung schwer abzuschätzen sind.

Ich beschränke mich auf wenige Adressen:
- www.diabetes-deutschland.de (zentrales Portal aller mit Diabetesfragen befassten Forscher, Behandler und Patienten)
- www.deutsche-diabetes-gesellschaft.de (wissenschaftliche Fachgesellschaft DDG)
- www.diabetikerbund.de (größte Selbsthilfeorganisation)
- www.diabetes-psychologie.de (Seite des gleichnamigen Vereins und der AG Verhaltensmedizin der DDG)
- www.bgat.de (Blutglukose-Wahrnehmungstraining)

Weiterbildung zum Fachpsychologen Diabetes DDG

Von der Arbeitsgemeinschaft „Psychologie und Verhaltensmedizin" innerhalb der Deutschen Diabetesgesellschaft DDG wurde eine Weiterbildung zum Fachpsychologen Diabetes entwickelt. Die Psychodiabetologie umfasst die Entwicklung, Durchführung und Evaluation therapeutischer Maßnahmen zu Krankheitsakzeptanz und -bewältigung, Motivation, Techniken der Verhaltensänderung (z. B. Übergewichtsreduktion, Selbstkontrolle, Verringerung der Angst vor Folgekrankheiten) sowie die Forschung, Qualitätssicherung, Supervision, Fort- und Weiterbildung sowie die Methodik und Didaktik von Patientenschulungen.

Zugelassen zur Weiterbildung sind Diplom-Psychologen, die eine Stelle in einer Diabeteseinrichtung innehaben und die eine entsprechende Anzahl von Patienten behandelt haben. Approbierte Psychologische Psychotherapeuten können nach 5 Jahren Niederlassung zur Weiterbildung zugelassen werden, wenn sie einschlägige Fallberichte und ein Praxisseminar vorweisen.

Die Weiterbildung zum Fachpsychologen umfasst Hospitationen in Diabetes-Einrichtungen, Seminarteilnahme, Falldokumentation und eine Abschlussprüfung. Die genauen Anforderungen sind im Internet auf der Seite der DDG (www.deutsche-diabetes-gesellschaft.de) zu finden.

Fortschritte der Psychotherapie

Herausgegeben von Dietmar Schulte · Kurt Hahlweg · Jürgen Margraf · Dieter Vaitl

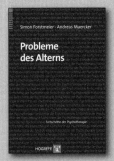

Simon Forstmeier · Andreas Maercker

Probleme des Alterns

Fortschritte der Psychotherapie

HOGREFE

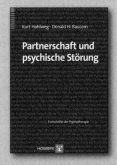

Kurt Hahlweg · Donald H. Baucom

Partnerschaft und psychische Störung

Fortschritte der Psychotherapie

HOGREFE

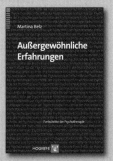

Martina Belz

Außergewöhnliche Erfahrungen

Fortschritte der Psychotherapie

HOGREFE

Band 33: 2008, VIII/110 Seiten, ISBN 978-3-8017-1987-6

Band 34: 2008, VIII/114 Seiten, ISBN 978-3-8017-1119-1

Band 35: 2009, VIII/107 Seiten, ISBN 978-3-8017-1985-2

Weitere Bände der Reihe:

Band 1 Somatisierungsstörung und Hypochondrie · **Band 2** Schizophrenie · **Band 3** Agoraphobie und Panikstörung · **Band 4** Depression · **Band 5** Asthma bronchiale · **Band 6** Alkoholabhängigkeit · **Band 7** Schlafstörungen · **Band 8** Posttraumatische Belastungsstörung · **Band 9** Sexualstörungen des Mannes · **Band 10** Rückenschmerz · **Band 11** Zwangsstörungen · **Band 12** Medikamentenabhängigkeit · **Band 13** Hypertonie · **Band 14** Borderline-Störung · **Band 15** Hautkrankheiten und Körperdysmorphe Störung · **Band 16** Sexualstörungen der Frau · **Band 17** Dissoziative Störungen · **Band 18** Rheumatische Erkrankungen · **Band 19** Adipositas · **Band 20** Tinnitus und Hyperakusis · **Band 21** Psychische Störungen und Sucht: Doppeldiagnosen · **Band 22** Kopfschmerzen · **Band 23** Komplizierte Trauer · **Band 24** Essstörungen · **Band 25** Generalisierte Angststörung · **Band 26** Chronische Erschöpfung und Chronisches Erschöpfungssyndrom · **Band 27** Spezifische Phobien · **Band 28** Soziale Phobien · **Band 29** Parkinson · **Band 30** Chronisches Stimmenhören und persistierender Wahn · **Band 31** Tabakkonsum und Tabakabhängigkeit · **Band 32** Stottern

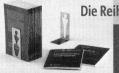

Die Reihe zur Fortsetzung bestellen:

Der Preis je Band beträgt € 19,95 / sFr. 33,90. Wenn Sie die Reihe zur Fortsetzung bestellen, erhalten Sie alle Bände automatisch nach Erscheinen (3-4 Bände jährlich) zum Vorzugspreis von je € 15,95 / sFr. 26,80. Sie sparen 20% gegenüber dem Einzelpreis.

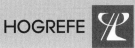

HOGREFE

Hogrefe Verlag GmbH & Co. KG
Rohnsweg 25 · 37085 Göttingen · Tel: (0551) 49609-0 · Fax: -88
E-Mail: verlag@hogrefe.de · Internet: www.hogrefe.de

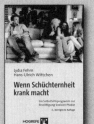

Lydia Fehm
Hans-Ulrich Wittchen

Wenn Schüchternheit krank macht

Ein Selbsthilfeprogramm zur Bewältigung Sozialer Phobie

2., korrigierte Auflage 2009, 133 Seiten, Kleinformat, € 14,95 / sFr. 24,90
ISBN 978-3-8017-2237-1

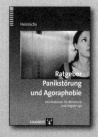

Nina Heinrichs

Ratgeber Panikstörung und Agoraphobie

Informationen für Betroffene und Angehörige

(Ratgeber zur Reihe »Fortschritte der Psychotherapie« Band 14)
2007, 108 Seiten, € 12,95 / sFr. 20,90
ISBN 978-3-8017-1986-9

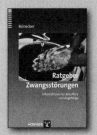

Hans Reinecker

Ratgeber Zwangsstörungen

Informationen für Betroffene und Angehörige

(Ratgeber zur Reihe: »Fortschritte der Psychotherapie«, Band 12)
2006, 67 Seiten, € 8,95 / sFr. 14,60
ISBN 978-3-8017-1933-3

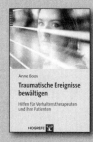

Anne Boos

Traumatische Ereignisse bewältigen

Hilfen für Verhaltenstherapeuten und ihre Patienten

2007, 172 Seiten, € 16,95 / sFr. 28,40
ISBN 978-3-8017-2066-7

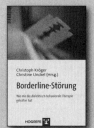

Christoph B. Kröger
Christine Unckel (Hrsg.)

Borderline-Störung

Wie mir die dialektisch-behaviorale Therapie geholfen hat

2006, 177 Seiten, € 19,95 / sFr. 32,–
ISBN 978-3-8017-2021-6

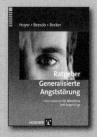

Jürgen Hoyer
Katja Beesdo · Eni S. Becker

Ratgeber Generalisierte Angststörung

Informationen für Betroffene und Angehörige

(Ratgeber zur Reihe »Fortschritte der Psychotherapie«, Band 15)
2007, 84 Seiten, € 9,95 / sFr. 16,20
ISBN 978-3-8017-2030-8

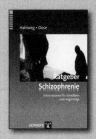

Kurt Hahlweg · Matthias Dose

Ratgeber Schizophrenie

Informationen für Betroffene und Angehörige

(Ratgeber zur Reihe: »Fortschritte der Psychotherapie«, Band 10)
2005, 88 Seiten, € 9,95 / sFr. 17,90
ISBN 978-3-8017-1805-3

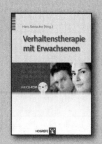

Hans Reinecker (Hrsg.)

Verhaltenstherapie mit Erwachsenen

20 Merkblätter für Betroffene und Angehörige

2006, 67 Seiten, Großformat, inkl. CD-ROM, € 29,95 / sFr. 48,90
ISBN 978-3-8017-2008-7

HOGREFE

Hogrefe Verlag GmbH & Co. KG
Rohnsweg 25 · 37085 Göttingen · Tel: (0551) 49609-0 · Fax: -88
E-Mail: verlag@hogrefe.de · Internet: www.hogrefe.de